Ratgeber Reizdarmsyndrom

Miriam Goebel-Stengel · Andreas Stengel

Ratgeber Reizdarmsyndrom

Behandlungsmöglichkeiten und was
Sie selbst tun können

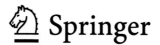 Springer

Miriam Goebel-Stengel
Klinik für Innere Medizin
Helios Klinik Rottweil
Rottweil, Deutschland

Innere Medizin VI Psychosomatische
Medizin und Psychotherapie
Universitätsklinikum Tübingen
Tübingen, Deutschland

Andreas Stengel
Innere Medizin VI Psychosomatische
Medizin und Psychotherapie
Universitätsklinikum Tübingen
Tübingen, Deutschland

ISBN 978-3-662-64524-6   ISBN 978-3-662-64525-3   (eBook)
https://doi.org/10.1007/978-3-662-64525-3

Die Deutsche Nationalbibliothek verzeichnet diese Publikation in der Deutschen Nationalbibliografie;
detaillierte bibliografische Daten sind im Internet über http://dnb.d-nb.de abrufbar.

© Fotonachweis Umschlag © stock.adobe.com / view-between-two-dunes-grown-with-marram-grass-
on-a-vast-beach-and-the-sea

Planung/Lektorat: Susanne Sobich
Springer ist ein Imprint der eingetragenen Gesellschaft Springer-Verlag GmbH, DE und ist ein Teil von
Springer Nature.
Die Anschrift der Gesellschaft ist: Heidelberger Platz 3, 14197 Berlin, Germany

Vorwort

„Es ist alles in Ordnung" oder „Sie haben nichts". Haben Sie das nach einer Darmspiegelung auch schon mal gehört, und das obwohl Sie seit langem Magen- oder Darmbeschwerden haben? Wie haben Sie sich dabei gefühlt? Ernst genommen und verstanden? Und wie ging es dann weiter?

Was vielleicht ärztlich gut gemeint ist, wird der Realität nicht gerecht. Aber die gute Nachricht ist: Sie sind mit Ihren Beschwerden nicht allein, und das vorliegende Buch soll dabei helfen, Informationen zu vermitteln. Es richtet sich an Betroffene und Interessierte.

Das Reizdarmsyndrom ist weltweit ein häufiges Krankheitsbild, interessanterweise führt es in Deutschland ein Schattendasein und wird viel zu selten diagnostiziert. Im aktuellen Buch wird der sinnvolle Weg zur Diagnose beschrieben und dann ausführlich auf die möglichen Behandlungsoptionen eingegangen. Die nächste gute Nachricht lautet: Es gibt richtig viele Therapiemöglichkeiten. Somit ist das Reizdarm-syndrom gut behandelbar. Die Kunst besteht „nur" darin, die passenden Behandlungsbausteine für die jeweilige Person zu finden. Hierfür muss man mit ärztlicher Begleitung manchmal mehrere Dinge ausprobieren.

Da das Reizdarmsyndrom vielfältige Symptome haben kann und vor allem bei längerem Bestehen oft auch mit psychischen Symptomen oder Erkrankungen überlappt, sind oft mehrere ärztliche Disziplinen in die Behandlung involviert. Das versuchen wir in diesem Buch auch widerzuspiegeln: Miriam Goebel-Stengel ist Internistin und Gastroenterologin, Andreas Stengel Internist und Psychosomatiker. So beleuchten wir in diesem Buch die Diagnostik und Therapie aus den – manchmal gar nicht so – verschiedenen Blickwinkeln.

Nun wünschen wir Ihnen eine hoffentlich für Sie hilfreiche und vor allem interessante und spannende Lektüre.

Tübingen   PD Dr. Miriam Goebel-Stengel
im Juni 2022   Prof. Dr. Andreas Stengel

Inhaltsverzeichnis

Über die Autoren

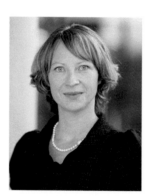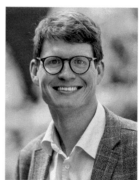

Miriam Goebel-Stengel und Andreas Stengel sind seit 20 Jahren sowohl privat als auch beruflich miteinander verbunden. Das Gebiet der Neurogastroenterologie, ein kleines Fach in der Gastroenterologie, wurde ihnen im Rahmen ihrer Doktorarbeiten in Berlin und Forschungszeit in Los Angeles durch exzellente Mentoren nahegebracht. Während Andreas Stengel seine medizinische Ausbildung in die Innere Medizin mit dem Schwerpunkt Psychosomatik führte, verfolgte Miriam Goebel-Stengel die internistische, geriatrische, palliativmedizinische und gastroenterologische Ausbildung. Beide Autoren waren und sind aktiv in universitärer Forschung und Lehre. Mit dem Krankheitsbild Reizdarmsyndrom kamen beide im Laufe der Jahre immer wieder in Kontakt, sowohl patientennah als auch wissenschaftlich.

Miriam Goebel-Stengel war 2016 eines der Gründungsmitglieder von MAGDA, dem Internetforum für Patienten mit Magen-Darm-Erkrankungen (www.magendarm-forum.de). Andreas Stengel etablierte erfolgreich die Reizdarmambulanz des Universitätsklinikums Tübingen und ist aktuell Vorsitzender der Deutschen Gesellschaft für Neuro-gastroenterologie & Motilität.

Durch die Verknüpfung der beiden Expertisen und das genuine Interesse am Krankheitsbild bilden sie die ideale Grundlage für die erfolgreiche Interaktion mit Patienten. Auch wenn man nicht in jedem Fall gleich heiraten müsste, so ist doch eine enge Zusammenarbeit zwischen Internisten und Psychosomatikern für alle Seiten, v.a. für die Patienten, sehr gewinnbringend.

1

Das Krankheitsbild

In der Hausarztpraxis, beim niedergelassenen Gastroenterologen, in der Notaufnahme oder im Krankenhaus, in der Spezialsprechstunde für Schmerzen, in der psychosomatischen Reha-Klinik sowie den Spezialsprechstunden der Unikliniken: überall finden sich Patienten mit sogenannten funktionellen Störungen. Der Hausarzt sieht vermutlich 1–2 dieser Patienten pro Stunde! Beim Facharzt für Magen-Darm-Erkrankungen, dem Gastroenterologen, sind es bis zu 50 % der Patienten (Abb. 1.1).

Aber was heißt das, funktionell? Funktionieren diese Patienten nicht richtig? Ist nur die „Funktion" beeinträchtigt und alles andere ist bestens? Was sollen die Patienten mit diesem Begriff anfangen, wenn sie keinerlei Erklärung erhalten? Und warum begegnet uns überhaupt ständig dieses Krankheitsbild „funktionelle Störung"? Was verbirgt sich also dahinter?

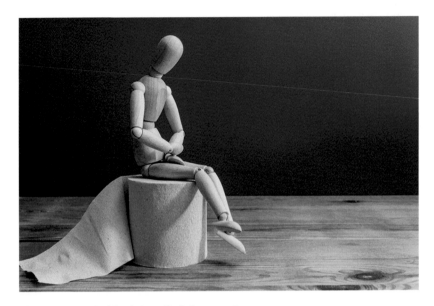

Abb. 1.1 Was sind funktionelle Störungen?

Die Wortgruppe beschreibt eine gestörte Funktion eines Organs oder mehrerer Organe. Dabei kann das Herz-Kreislauf-System betroffen sein, die Haut, die Lunge, der Bewegungsapparat, die Sexualfunktion oder der Magen-Darm-Trakt – und das, obwohl bei der körperlichen und apparativen Untersuchung alles bestens funktioniert. Sie werden auch somatoforme Störungen genannt. Aus psychosomatischer Sicht verweist der Begriff auch auf eine Funktion des Symptoms: Die Symptombildung kann als bestmöglicher, wenngleich unzureichender, Lösungsversuch eines Konflikts angesehen werden. Und da kann auch ein störendes Symptom erstmal das kleinere Übel sein.

Wie kann es dennoch zu Symptomen kommen?

Der erste Gedanke ist: Die Symptome müssen auf irgendetwas zurückzuführen sein. Wenn alle Untersuchungsergebnisse normal sind, kommen schnell die Psyche oder Stress als auslösende Faktoren ins Spiel.

Und mit dieser Konstellation beginnt meistens die Odyssee der Patienten mit funktionellen Beeinträchtigungen. In diesem Buch soll über eine der häufigsten funktionellen Störungen, das Reizdarmsyndrom, berichtet werden. Viele Erkenntnisse sind jedoch genauso gut auf andere funktionelle Organbeschwerden anwendbar.

An wen richtet sich dieses Buch?
Das Buch richtet sich an Patienten, Angehörige von Patienten, interessierte Laien und interessierte Ärzte. Vielleicht bildet es nicht alle Aspekte ab, die Sie persönlich interessiert hätten. Wir, die Autoren, haben aber versucht, Inhalte aus vielen Patientengesprächen, aus Gesprächen mit ärztlichen Kollegen, aus Fachtagungen und neue wissenschaftliche Erkenntnisse einfließen zu lassen und aufzuarbeiten. Am Ende dieses Buches finden Sie darüber hinaus eine Auswahl häufig gestellter Fragen (FAQ), die über die sozialen Medien der Internetplattform MAGDA (www.magendarm-forum.de) gestellt wurden.

Bitte missverstehen Sie dieses Buch nicht: Die Lektüre soll nicht dazu führen, dass Sie sich am Ende kränker machen, als Sie sind. Jeder von uns hat ab und zu Bauchbeschwerden, seien es Blähungen, Völlegefühl oder zeitweise Verstopfung. Jeder Körper reagiert nun einmal anders auf seine Umgebung bzw. innere oder äußere Faktoren. Das bedeutet nicht automatisch, dass man gleich unter einem Reizdarmsyndrom leidet!

> Für die Diagnosestellung gibt es Kriterien, die erfüllt, und Erkrankungen, die ausgeschlossen werden müssen. Daher bitten wir Sie, nicht gleich jede Beschwerde, die vielleicht ein paar Stunden oder auch Tage anhält, als Reizdarmsyndrom zu bewerten, sondern es als eine den Umständen angemessene Körperreaktion zu sehen, die meist auch wieder abklingt. Erst, wenn Beschwerden dauerhaft da sind, Sie sich nur noch damit beschäftigen bzw. Sie stark darunter leiden und Ihre Lebensqualität dadurch eingeschränkt wird, sprechen wir vom Vorliegen eines Reizdarmsyndroms.

1.1 Häufigkeit der Erkrankung

Das Reizdarmsyndrom ist keine Zivilisationskrankheit, kein Problem, welches nur die westliche Welt betrifft.

Im Gegenteil, es gibt genug Hinweise dafür, dass das Reizdarmsyndrom auch durch Darminfekte ausgelöst wird. Auch falsche Ernährung oder fehlende Bewegung allein sind nicht schuld an der Erkrankung. Bei einigen Patienten ist das Reizdarmsyndrom spontan rückläufig, d. h., es geht von selbst wieder weg. Häufig verläuft es aber auch chronisch. Es ist jedoch gut behandelbar.

Weltweit wird die Prävalenz auf ca. 10 % geschätzt, d. h., 10 % der Menschen weltweit leiden aktuell an einem Reizdarmsyndrom. Dies ist ein Durchschnittswert, bedeutet also, dass es Gegenden auf der Welt gibt, wo mehr als 10 % der Bevölkerung darunter leiden, und auch Gegenden, in denen weniger darunter leiden. Es gibt aber gar keine verlässlichen Daten für alle Länder dieser Erde. Interessant ist auch, dass die Inzidenz, also das Neuauftreten des Reizdarmsyndroms innerhalb eines Jahres bezogen auf 100.000 Einwohner, sich nicht zwischen Ländern mit verschiedenen Lebensstilen unterscheidet.

Ist das Reizdarmsyndrom vererbbar?
Innerhalb von Familien tritt die Erkrankung gehäuft auf. Sie findet sich in verschiedenen Generationen. Man würde meinen, dass es deshalb eine genetisch vererbbare Erkrankung ist. Aber auch der Lebenspartner hat eine 2- bis 3-fach höhere Wahrscheinlichkeit, ein Reizdarmsyndrom zu entwickeln, wenn schon ein Partner betroffen ist. Das heißt, die Erkrankung ist sowohl genetisch vererbbar als auch abhängig von Lebensumständen.

Frauen und Männer sind unterschiedlich betroffen
Frauen mit Reizdarmsyndrom klagen eher über Verstopfung, Blähungen, Bauchschmerzen oder schwierigen Stuhlgang im Vergleich zu Männern mit Reizdarmsyndrom, die eher über durchfallassoziierte Symptome klagen. Die Wahrscheinlichkeit, an einem Reizdarmsyndrom zu erkranken, ist bei Frauen höher. Hierüber gab es schon viele Untersuchungen und Spekulationen. Warum sind Frauen häufiger betroffen? Vor allem in ihren 20er- und 30er-Lebensjahren, also im jungen Erwachsenenalter, sind Frauen doppelt so häufig betroffen wie

Männer. Bis in die 50er-Lebensjahre sind Frauen nachweislich häufiger betroffen. Manche Studien weisen das Reizdarmsyndrom bei Frauen sogar 5-mal häufiger nach.

Reizdarmsyndrom – eine weibliche Eigenart?
Wenn Frauen deutlich häufiger betroffen sind, ist das Reizdarmsyndrom demnach eine Erkrankung der Frau? Hat es womöglich hormonelle Ursachen? Es gibt verschiedene Erklärungsansätze. Tatsache ist jedoch, dass Sexualhormone viele Körperfunktionen beeinflussen, nicht nur in Bezug auf das Reizdarmsyndrom.

Studien weisen daraufhin, dass Sexualhormone, insbesondere Östrogene, die Schmerzwahrnehmung, Bewegung, Darmdurchlässigkeit und das Immunsystem des Darms regulieren können. Dabei können Östrogene jedoch in beide Richtungen wirken, haben also eine duale Funktion. Sie können Schmerzen verstärken oder lindern, entzündlich oder antientzündlich wirken.

Reizdarmsymptome unterscheiden sich in Abhängigkeit vom Status der Sexualhormone, der während des weiblichen Zyklus, der Schwangerschaft oder in der Menopause stark variiert. Viele Frauen ohne diagnostiziertes Reizdarmsyndrom klagen während der Menstruation über Magen-Darm-Beschwerden. Bei Frauen mit der Diagnose Reizdarmsyndrom geben sogar 40 % an, während der Menstruation stärkere Beschwerden zu haben.

Die Auswirkungen von Östrogenen auf die Schmerzwahrnehmung hängen jedoch auch von deren Einfluss auf den Östrogenrezeptor sowie Wechselwirkungen mit anderen Hormonen ab. Östrogene interagieren mit dem Glückshormon Serotonin und dem Stresshormon Corticotropin-releasing Factor (CRF), zwei mächtigen Regulatoren im menschlichen Körper. Eine weitere Erklärung für das gehäufte Vorkommen bei Frauen ist, dass Frauen mit Beschwerden womöglich früher und häufiger den Arzt aufsuchen als Männer. Trotz Häufung beim weiblichen Geschlecht in jungen Jahren kann das Reizdarmsyndrom dennoch in allen Altersklassen vorkommen.

Patientenbeispiel (Inga, 34 Jahre)

Inga studiert Philosophie. Ihre Eltern haben ihr aber nahegelegt, langsam zum Abschluss zu kommen. Das setzt sie unter Druck, weil die Eltern
ihr das Studium bisher finanziert haben. Ein Nebenjob bringt zwar gutes
Geld, aber wenn sie jetzt wirklich die Prüfungen machen muss, wird sie Zeit
brauchen zum Lernen. Mit dem Bauch hatte sie schon immer zu tun. So
wie ihre Mutter. Inga kann sich noch gut erinnern, dass die Mutter, als Inga
noch klein war, oft mehrere Tage in der Woche mit der Wärmflasche auf der
Couch lag. Sie konnte dann nicht mit Inga spielen oder ihr bei den Hausauf-
gaben helfen. Manchmal saß sie stundenlang auf dem Klo. Inga weiß das so
genau, weil sie selbst auf Toilette musste und nicht gehen konnte. Der Bauch
spielte immer eine ganz besondere Rolle. Die Familie musste immer komische
Sachen essen, die angeblich gut für die Ernährung waren. Seitdem Inga aus-
gezogen ist, hat sie von den Beschwerden der Mutter nicht mehr so viel mitbekommen. Ob sie wohl immer noch so stark darunter leidet? Manchmal
fühlt sich Inga wie ihre eigene Mutter, wenn sie mit der Wärmflasche im
Bett liegt und versucht, der Online-Vorlesung zu folgen. Zum Glück geht das
heutzutage einfacher. Sie kann sich kaum ausmalen, wie es wäre, wenn sie
ständig in Seminaren und Kursen fehlen würde. Obwohl, oft genug hat sie
auch gefehlt, weil es ihr nicht gut ging. An manchen Tagen ist sie extra zwei
Stunden früher aufgestanden, um genug Zeit auf der Toilette zu haben. Und
trotzdem hat sie es nicht rechtzeitig geschafft. Megapeinlich. Ein Glück, dass
sie allein wohnt, denn das kann man ja keinem Außenstehenden erklären.
Es fühlt sich so an, als würde nicht alles rauskommen beim Stuhlgang. Da ist
definitiv noch mehr drin, aber es kommt einfach nicht raus, egal wie sehr sie
presst. Sie hat sich angewöhnt, mit den Fingern nachzuhelfen. Das klappt
manchmal. Aber nicht immer. Für diesen Fall liegt ein kleiner Einlaufbeutel
bereit, ein Miniklistier. Aber das klappt auch nicht immer. Wenn sie nur
wüsste, warum es manchmal diese schlechten Tage gibt! Es kann doch nicht
sein, dass an manchen Tagen alles in bester Ordnung ist und dann wieder
so ein Misttag dazwischen. Und die Bauchkrämpfe, wenn nicht alles raus-
kommt! So schmerzhaft. Inga rollt sich dann immer zusammen wie ein Baby
mit der Wärmflasche. So wie ihre Mutter immer auf der Couch lag. Vielleicht
sollte sie doch mal zum Arzt gehen. Aber das hat bei ihrer Mutter auch nie
was gebracht, obwohl sie bei verschiedenen Ärzten war.

An diesem Beispiel werden verschiedene Aspekte illustriert: typische
Symptome eines Reizdarmsyndroms, die deutlich eingeschränkte
Lebensqualität und die familiäre Häufung. Welche Therapiemöglich-
keiten es gibt, wird in Kap. 4 erläutert.

1.2 Die internationale und deutsche Definition des Reizdarmsyndroms

Schon in den 1970er- und 80er-Jahren gab es durch die Ärzte Manning und Kruis die ersten Definitionsversuche für das Reizdarmsyndrom, genannt Manning- oder Kruis-Kriterien.

Die Konferenz von Rom

Seit den 1990er-Jahren tagt ein internationales Expertengremium regelmäßig in Rom und gab daher den internationalen Diagnosekriterien für das Reizdarmsyndrom den Namen Rom-Kriterien. Anhand klinischer Studien wurden die Kriterien in den letzten Jahrzehnten immer wieder angepasst. Nach den Versionen I–III liegen die Rom-Kriterien aktuell in der 4. Version von 2016 vor, als Rom-IV-Kriterien. Sie definieren nicht nur das Reizdarmsyndrom, sondern auch viele andere funktionelle bzw. Störungen der Darm-Hirn-Achse.

Rom-IV-Kriterien für das Reizdarmsyndrom

Nach den Rom-Kriterien müssen für das Vorliegen eines Reizdarmsyndroms mindestens 1-mal pro Woche in den letzten 3 Monaten (und der Start der Beschwerden soll mindestens 6 Monate zurückliegen) wiederkehrende Bauchschmerzen auftreten, zusammen mit 2 von 3 weiteren Kriterien:

1. Schmerzen treten in Zusammenhang mit Stuhlgang auf oder werden danach besser;
2. Anzahl der Stuhlgänge hat sich verändert, d. h. ist mehr oder weniger geworden;
3. Stuhlgang an sich sieht anders aus als früher.

Auch in Deutschland gibt es Experten, die sich mit der Erforschung und vor allem Behandlung des Reizdarmsyndroms auseinandersetzen. Ende 2021 wurde die überarbeitete Reizdarm-Leitlinie veröffentlicht. Im Großen und Ganzen folgt die deutsche Leitlinie den internationalen Empfehlungen. Sie bezieht jedoch noch mehr Faktoren ein. So müssen andere Krankheiten, die ähnliche Symptome wie ein Reizdarmsyndrom verursachen können, vorher zuverlässig ausgeschlossen werden. Auch wird die Lebensqualität miteinbezogen, die beim Reizdarmsyndrom in hohem Maße eingeschränkt ist, sogar mehr als bei manch anderer chronischer Krankheit. Von einer chronischen Erkrankung spricht man immer nur dann, wenn sie länger als 6 Monate anhält, laut der deutschen Definition kann man jedoch schon früher die Diagnose Reizdarmsyndrom stellen. Wichtig anzumerken ist auch, dass nicht unbedingt Durchfall oder Verstopfung für die Diagnose notwendig sind, sondern dass nach deutscher Definition auch „nur" Schmerzen reichen. So kann womöglich mehr Patienten eine Behandlung angeboten werden.

> **Die Reizdarm-Kriterien nach der deutschen Leitlinie**
> - Es liegen Bauchbeschwerden vor, z. B. Bauchschmerzen, Blähungen oder Stuhlunregelmäßigkeiten.
> - Andere Krankheiten mit ähnlichen Symptomen wurden ausgeschlossen.
> - Leidensgeschichte und Beschwerden sind mit einem Reizdarmsyndrom vereinbar.
> - Die Lebensqualität ist deutlich schlechter.

Langer Weg bis zur Diagnosestellung

Eigentlich sollte es für jeden Arzt möglich sein, anhand der deutschen Reizdarm-Kriterien die Diagnose Reizdarmsyndrom zu stellen. Trotzdem dauert es oft Jahre, bis die Diagnose wirklich gestellt wird. Woran liegt das? Wir möchten dies sowohl aus Sicht des Arztes als auch aus Sicht des Patienten versuchen zu erklären.

Ärzte befürchten oft, eine gefährliche, potenziell tödliche, Erkrankung zu übersehen. Das ist verständlich. Es gibt nun mal auch viele Symptome und viele verschiedene Krankheiten, die bedacht werden müssen. Daher veranlassen Ärzte manchmal viele Untersuchungen. Wenn diese dann keine Auffälligkeiten ergeben, gibt es zwei Interpretationsmöglichkeiten:

1. Es wurde noch nicht genug geschaut, nicht die entscheidende Untersuchung veranlasst oder etwas übersehen (die Konsequenz ist dann, dass noch mehr Untersuchungen veranlasst werden). Oder:
2. Es gibt tatsächlich keine auffälligen Befunde

Nur was dann? Die Patienten haben ja offensichtlich Beschwerden. Wie können diese nun erklärt werden? Erfahrungsgemäß gibt es für Patienten nichts Schlimmeres, als körperliche Beschwerden zu haben ohne einen auffälligen und erklärenden Untersuchungsbefund. Der erste Impuls ist meistens: Es wurde etwas übersehen. Das führt sogar so weit, dass sich manche Menschen einen auffälligen Untersuchungsbefund, sogar Krankheiten wie Darmkrebs wünschen, „nur" um eine körperliche Diagnose zu haben, welche dann behandelt werden kann. Sie brauchen das Gefühl, dass etwas gefunden wurde und gezielt behandelt werden kann.

Menschen haben immer das Bedürfnis nach Kausalität, d. h., alles begründet sich auf Ursache und Wirkung. Wenn es doch aber keine (scheinbare) Ursache, sprich keinen auffälligen Befund gibt, wie kann dann trotzdem die Wirkung, also die Symptomatik bestehen? Dieses Dilemma gilt es zu (er)klären.

1.3 Typische Symptome

Hinter dem Begriff Reizdarmsyndrom verbergen sich unzählige Beschwerden:

- Bauchschmerzen
- Bauchgrummeln
- Bauchkrämpfe
- Stechen, Reißen
- Durchfall
- Verstopfung
- Blähungen

Eine Abgrenzung zum Reizmagensyndrom ist insofern möglich, als man den Bauch in zwei Bereiche aufteilt: oberhalb und unterhalb des Bauchnabels.

> **Tipp**
>
> Beschwerden oberhalb des Bauchnabels qualifizieren sich eher für das Reizmagensyndrom. Beim Reizmagensyndrom klagen die Betroffenen auch über Bauchschmerzen, jedoch eher auf die Magengegend bezogen. Auch Übelkeit vor oder nach dem Essen, Aufstoßen und Völlegefühl sind typische Beschwerden beim Reizmagensyndrom (siehe auch Abschn. 5.2).
> Schmerzen unterhalb des Bauchnabels sprechen eher für das Reizdarmsyndrom. Beide Beschwerdekomplexe, Reizmagensyndrom und Reizdarmsyndrom treten jedoch häufig gemeinsam auf. Überhaupt leiden Menschen mit Reizdarmsyndrom häufig zusätzlich noch an anderen Symptomkomplexen wie z. B. Schmerzstörungen, aber auch Angst- und depressiven Störungen.

Hauptsymptom Schmerzen

Nicht jeder Patient mit Reizdarmsyndrom hat Probleme mit dem Stuhlgang. In den letzten Jahren hat sich gezeigt, dass insbesondere auch Bauchschmerzen und Blähungen bzw. das Gefühl, aufgebläht zu sein, häufige Erscheinungen bei Patienten mit Reizdarmsyndrom sind. Und das, obwohl keinerlei Stuhlunregelmäßigkeiten bestehen.

> Das Erkrankungsbild ist vielfältig und keinesfalls bei allen gleich.

Vielleicht stellt genau das die Herausforderung bei der Diagnosestellung dar. Auch die Beschreibung der Schmerzen variiert. Eine verspürt vielleicht eher ein krampfartiges Ziehen, ähnlich Menstruationsbeschwerden, nur andauernd. Andere beschreiben die Schmerzen eher als dumpf und ständig vorherrschend. Insgesamt beziehen jedoch alle Patienten die Schmerzen auf den Darmbereich. Es handelt sich in der Schmerzqualität um einen organbezogenen (viszeralen) Schmerz. Daher berichten Frauen auch, dass die Beschwerden typischen Regelschmerzen ähnlich sind. Regelschmerzen sind auch organbezogen (Gebärmutter). Männer beschreiben die Schmerzen oft einfach nur als krampfartig. Manchmal bessern sich die Schmerzen mit bzw. nach dem Stuhlgang. Viele beschreiben, dass es ihnen wieder gut geht, sobald alles „raus" ist.

Zu viel Luft

Blähungen sind besonders quälend. Interessant ist hierbei, dass quälende Blähungen vor allem von Frauen beschrieben werden. Die Problematik besteht dabei nicht im Auftreten von Blähungen, sondern im „Nicht-rauslassen-Können". Die Verzögerung im „Luft rauslassen", wie sie entstehen kann, wenn man beispielsweise lange in Business-meetings mit vielen Kollegen sitzt oder ein Großraumbüro teilt, führt dazu, dass das Gefühl entsteht, dass sich Luft im Darm anstaut und dieser sich über das normale Maß ausdehnt. Schmerzen und Krämpfe können die Folge sein. Stunden später geht die Luft dann nicht mehr spontan ab. Der Bauch wird dicker, scheinbar oder ganz real. Fehlen dann noch Muskeln, die den Bauch in Form halten, wölbt sich dieser nach außen. In Studien zeigte sich, dass Luft bei einem Teil der Patienten im Dünndarm „hängen" blieb, also nicht weitertransportiert wurde, obwohl der Darm das eigentlich kann und regelmäßig macht. Auch klagen viele Patienten über Schmerzen rechts oder links unter-halb der Zwerchfellkuppeln. Anatomisch gesehen befinden sich dort jeweils die linke bzw. rechte Krümmung des Dickdarms. Dort kann sich Luft sammeln und Schmerzen verursachen. Gerade Gasansammlungen unterhalb des linken Zwerchfells können extreme Schmerzen aus-lösen, die nicht selten mit dem Verdacht auf einen Herzinfarkt notfallmediznisch untersucht werden. Die erhöhte Schmerzanfälligkeit ist in vielen Studien erforscht und findet sich eher bei Patienten, die zusätzlich noch Durchfall haben.

> Bei vielen Patienten mit Reizdarmsyndrom ist der Darm besonders schmerzfühlig. So werden Schmerzen bereits bei leichter Dehnung der Darmwand wahrgenommen, einer Dehnung, die andere Personen gar nicht bemerken. In der Fachsprache heißt das viszerale Hypersensitivität. Sie ist eines der Merkmale des Reizdarmsyndroms, das relativ gut erforscht

wurde. Interessanterweise tritt die viszerale Hypersensitivität eher in Verbindung mit Durchfall auf, während Patienten, die mehr über Verstopfung klagen, eher hyposensitiv, also weniger schmerzempfindlich sind!

Der Knopf geht nicht mehr zu

Charakteristisch ist auch eine gefühlte Zunahme des Bauchumfangs über den Tag. Morgens passen die Hosen noch, im Laufe des Tages wird es dann immer schwieriger, den Hosenknopf oder Reißverschluss zu schließen. Die Zunahme des Bauchumfangs kann sogar mit dem Maßband gemessen werden. Es gibt Patienten, die berichten von regelrechten Schwangerschaftsbäuchen am Abend. Über Nacht normalisiert sich dann dieser Zustand. Das liegt daran, dass im Schlaf die Luft einfach entweichen kann, da der willkürliche Schließmuskel des Afters entspannt wird und nicht mehr aktiv geschlossen gehalten wird. In der Folge ist der Bauch morgens wieder flach – und der ganze Kreislauf beginnt von vorn.

Durchfall und Verstopfung

Auch Durchfall und Verstopfung sind charakteristische Symptome bei Patienten mit Reizdarmsyndrom.

Die verschiedenen Untergruppen des Reizdarmsyndroms orientieren sich sogar an der vorherrschenden Stuhlform:

- Durchfalltyp
- Verstopfungstyp
- Mischtyp
- Unklassifizierter Typ

Die Bristol-Stuhlformen-Skala

Um jedoch näher abschätzen zu können, ob es sich eher um Durchfall oder Verstopfung handelt, müssen die Häufigkeit der Stuhlgänge und deren Aussehen bzw. die Konsistenz beurteilt werden. Das ist meist gar nicht so einfach, weil jeder von uns eine eigene Vorstellung von „normalem" Stuhlgang hat. Um dieses Problem zu beheben, wurde

Typ 1	Einzelne, feste Kügelchen, schwer auszuscheiden
Typ 2	Wurstartig, klumpig
Typ 3	Wurstartig mit rissiger Oberfläche
Typ 4	Wurstartig, weich, mit glatter Oberfläche
Typ 5	Einzelne weiche, glattrandige Klümpchen, leicht auszuscheiden
Typ 6	Einzelne weiche Klümpchen mit unregelmäßigem Rand, breiiger Stuhl
Typ 7	Flüssig, ohne feste Bestandteile

Abb. 1.2 Die Stuhlformen-Skala nach Bristol erklärt, welche Form und Konsistenz Stuhlgang haben kann

von Wissenschaftlern aus Bristol eine Stuhlformen-Skala eingeführt. Sie mögen überrascht sein, aber die gibt es wirklich! Schauen Sie sich die Bristol-Stuhlformen-Skala (BSF) an (Abb. 1.2).

Stuhlformen auf der BSF zwischen 3 und 5 werden als „normal" bewertet. Nr. 6 und 7 sind weiche Stuhlgänge, Nr. 1 und 2 sehr harte. Mithilfe der Skala können Ärzte einschätzen, welche Stuhlkonsistenz am häufigsten ist und somit das Reizdarmsyndrom besser kategorisieren. Das ist wichtig für die Auswahl der Therapie.

Was ist normal?

Im klinischen Alltag ist es wichtig, die Hauptbeschwerden der Patienten herauszuarbeiten, um abhängig vom Symptom die richtige Therapie einzuleiten. Gerade in Bezug auf Stuhlgang gehen die Meinungen und Ansichten stark auseinander. Bereits im Säuglingsalter dreht sich vieles nur um den Stuhlgang. Dabei kann es für voll gestillte Kinder normal sein, nur 1-mal pro Woche Stuhlgang zu haben. Wichtig ist es, das Wohlbefinden im Blick zu behalten. Wenn Sie nur alle 3 Tage Stuhlgang haben und es Ihnen damit gut geht, gibt es keinen Grund, daran etwas zu ändern! Leider suggeriert oft das Umfeld, was normal ist. Aber was ist normal?

> Manche Menschen haben 3-mal täglich Stuhlgang und empfinden das als normal. Andere gehen nur 2-mal in der Woche zur Toilette und sind beschwerdefrei. Wie ist die Stuhlkonsistenz? Bestehen eher weiche Stuhlgänge oder harte? Wer einmal am Tag weichen Stuhlgang hat, hat nicht automatisch Durchfall! Handelt es sich hierbei wirklich um krankhafte Zustände? Die Aufklärung der Patienten über „normales" Stuhlverhalten ist oft erhellend. Jede Stuhlfrequenz zwischen 3-mal täglich und 3-mal wöchentlich liegt im Bereich des Normalen und ist individuell.

Vergleichen Sie es mit dem Schlafbedürfnis: Manche brauchen 10 h, um sich wohlzufühlen, andere nur sechs. Aber deshalb zum Arzt zu gehen, fällt niemandem (na ja, fast niemandem) ein.

Zweck eines Stuhltagebuchs

Da Stuhlform und -konsistenz von Tag zu Tag oder sogar innerhalb eines Tages stark schwanken können, empfiehlt sich das Führen eines Stuhltagebuchs. Bewertet werden dann Tage mit „abnormalem" Stuhlgang. Beim Reizdarmsyndrom sollte es davon mindestens 4 Tage pro Monat geben. Die ganze Bewertung sollte ohne die Einnahme von Medikamenten erfolgen.

Anhand eines gut geführten Stuhltagebuchs (Abb. 1.3) wird sehr schnell ersichtlich, wie unterschiedlich das Stuhlverhalten sein kann.

Welchen Reizdarmsyndrom-Typ hat Friedrich?

Was fällt Ihnen auf? Zunächst einmal treten bei Friedrich von Montag bis Freitag täglich 3 bis 4 Stuhlgänge von unterschiedlicher Konsistenz auf. Wenn man die Bristol-Skala zu Hilfe nimmt, zeigen sich:

Tag	wie oft?	Konsistenz	Stuhl Skala	Andere Beschwerden
Stuhl- und Symptomtagebuch von Friedrich				
Mo	I	flüssig	6	
	II	flüssig	6	
	III	hart (Schaf)	1	Schmerzen, Krämpfe
Di	I	hart	1	
	II	hart	1	
	III	weich, Wurst	4	
	IIII	wässrig	7	
Mi	I	flüssig	6	Blähungen, Schmerzen
	II	flüssig	6	
	III	flüssig	6	
	IIII	flüssig	6	
Do	I	weich, geformt	4	Krämpfe
	II	weich, geformt	4	
	III	weich, geformt	4	
Fr	I	flüssig	6	Blähungen, Krämpfe
	II	hart (Schaf)	1	
	III	flüssig	6	
	IIII	flüssig	6	
Sa	I	weich, geformt	4	
So	I	weich, geformt	4	

Abb. 1.3 Beispiel für ein Stuhl- und Symptomtagebuch. ((c) Rechte bei M. Goebel-Stengel)

- 6/20 normale Stuhlgänge (>25 % Bristol-Skala 4),
- 4/20 harte Stuhlgänge (<25 % Bristol-Skala 1) und
- 10/20 dünne Stuhlgänge (>25 % Bristol-Skala 6 und 7).
- Dazu treten Schmerzen, Blähungen und Krämpfe auf.

Nehmen wir jetzt die aus den Rom-Kriterien entnommene Tabelle (Tab. 1.1) zu Hilfe, sehen wir, dass Friedrich unter einem Durchfalltyp des Reizdarmsyndroms, dem RDS-D (D wie Durchfall oder Diarrhö) leidet.

Schauen Sie sich das Stuhltagebuch noch einmal genau an. Es fällt nämlich noch etwas auf: Am Wochenende treten weder Schmerzen, Blähungen noch Stuhlunregelmäßigkeiten auf. Dies liefert uns Hinweise auf zugrunde liegende Einflussfaktoren, die die Beschwerden verursachen oder aufrechterhalten können. Hierzu ist es wichtig, mehr über die Lebensumstände von Friedrich zu erfahren. Lebt er vielleicht in einer Fernbeziehung und sieht die Partnerin oder den Partner nur am Wochenende? Leidet er von Montag bis Freitag unter der Trennung? Oder hat er einen stressigen Job, der Montag bis Freitag sehr fordernd ist? Oder isst er nur

Tab. 1.1 Unterscheidung der verschiedenen Formen des Reizdarmsyndroms

Reizdarm-syndrom-O (O wie Obstipation = Verstopfungstyp	Reizdarm-syndrom-D (D wie Diarrhö = Durchfalltyp)	Reizdarm-syndrom-M (Mischtyp)	Reizdarm-syndrom-U (unklassifizierter Typ)
>25 % harte Stühle und <25 % dünnflüssige Stühle	>25 % dünnflüssige Stühle und <25 % harte Stühle	>25 % dünnflüssige Stühle und >25 % harte Stühle	<25 % dünnflüssige Stühle und <25 % harte Stühle
Vor allem harte Stühle BSF 1–2	Vor allem weiche Stühle BSF 6–7	Ausgewogenes Verhältnis zwischen harten und weichen Stühlen, aber selten normale Stuhlform	Normale Stuhlform überwiegt, harte oder weiche Stühle eher selten
Sehr harter Stuhlgang, der nur mit Mühe und in kleinen Portionen entleert werden kann, zusammen mit dem Gefühl einer unvollständigen Entleerung stehen im Vordergrund der Beschwerden	Breiig-wässriger Stuhlgang, der schwer zu kontrollieren ist und unvermittelt auftreten kann, steht im Vordergrund der Beschwerden	Stuhlgang steht nicht im Vordergrund der Beschwerden	Stuhlgang steht nicht im Vordergrund der Beschwerden
Schmerzen und Blähungen können zusätzlich auftreten	Schmerzen und Blähungen können zusätzlich auftreten	Oft Schmerzen oder Blähungen vordergründig	Oft Schmerzen oder Blähungen vordergründig

am Wochenende regelmäßig, unter der Woche eher schlecht? Diese Fragen sollten gestellt werden, um über Therapiemöglichkeiten zu entscheiden.

Übrigens klagen Männern mit Reizdarmsyndrom eher über durchfallassoziierte Symptome, während Frauen eher über Verstopfung, Blähungen, Bauchschmerzen oder schwierigen Stuhlgang berichten.

Von 100 befragten Patienten mit Reizdarmsyndrom gaben fast alle drei Hauptbeschwerden an: inkomplette Entleerung, Besserung mit Stuhlgang und Blähbauch.

Tipp

Stellen Sie sich selbst folgende Fragen:

- Fühlt es sich nach dem Stuhlgang so an, als ob nicht alles raus ist?
- Geht es Ihnen nach dem Stuhlgang besser?
- Haben Sie häufig das Gefühl, aufgebläht zu sein?

Wenn Sie alle drei Fragen mit Ja beantwortet haben, und zusätzlich die Reizdarm-Kriterien erfüllen, dann haben Sie auch mit hoher Wahrscheinlichkeit ein Reizdarmsyndrom.

Andere (psychische) Beschwerden

Das Reizdarmsyndrom ist häufig nicht nur mit körperlichen Beschwerden vergesellschaftet, sondern führt auch zu psychischen Belastungen. Dies kann sich sogar bis hin zu einer manifesten psychischen Begleiterkrankung wie z. B. einer Angststörung oder einer Depression entwickeln. Umgekehrt erhöhen psychische Erkrankungen wie z. B. eine Angststörung oder eine Depression deutlich das Risiko, an einem Reizdarmsyndrom zu erkranken. Dies weist auf eine enge Wechselbeziehung zwischen Körper und Seele hin, welche uns in diesem Buch noch öfter begegnen wird.

1.4 Eine Erkrankung – viele Namen

Das Kind muss einen Namen haben. Nur welchen? Es ist äußerst unbefriedigend für die Betroffenen, an etwas zu leiden, was keinen Namen hat. Dennoch fällt es vielen Ärzten schwer, die Erkrankung klar zu benennen. Daher haben Patienten mit Reizdarmsyndrom oftmals viele Jahre „nichts", „nichts Ernstes" oder eine „Befindlichkeitsstörung" – das ist leider alles nicht hilfreich und auch nicht richtig. Im Sprachgebrauch der Fachärzte für Magen-Darm-Erkrankungen, also der Gastroenterologen, dominiert der Begriff Reizdarmsyndrom. Manchmal hört man auch noch (den eher früher verwendeten Begriff) Colon irritable, reizbarer Dickdarm oder nervöser Darm.

> Viele nutzen auch den Begriff „funktionelle Störung". Was soll das bedeuten? Hier wird auf die Funktion des Organs abgehoben. Diese scheint gestört, obwohl sich in der körperlichen Untersuchung kein oder kein ausreichend auffälliger Befund zeigt. Wie weiter oben beschrieben erfüllt aus psychosomatischer Sicht auch das Symptom eine Funktion.

Sobald Sie sich in die Hände von Fachärzten für Psychosomatik begeben, wird von einer somatoformen autonomen Funktionsstörung des unteren Verdauungstraktes gesprochen. Ein etwas sperriger Begriff – was verbirgt sich dahinter? Somatoform meint: so wirkend wie eine körperliche Erkrankung. Der Körper hat eben nur ein begrenztes Repertoire an Symptomen zur Verfügung. Und autonom bezieht sich auf den Versorgungsbereich des autonomen, also nicht willkürlich steuerbaren Nervensystems. Der Darm ist sehr dicht von solchen nicht willkürlich steuerbaren Nervengeflechten durchzogen. Auch wenn es in verschiedenen Fachdisziplinen unterschiedliche Namen gibt, so meinen sie doch sehr Ähnliches: beim Reizdarmsyndrom kann man keine klare und ausreichend schwere körperliche Veränderung für die Beschwerden verantwortlich machen. Daher werden weitere Faktoren in die Betrachtung miteinbezogen. Wir werden bei der Erklärung des biopsychosozialen Modells darauf zurückkommen.

Letztendlich ist es wichtig, die Erkrankung klar zu benennen. Es ist auf jeden Fall mehr als „nichts". Wer jahrelang bei Ärzten war, um nach dem „Warum" zu fahnden, sollte jetzt vielleicht auch mit der Behandlung beginnen.

1.5 Ursachenbetrachtungen – das biopsychosoziale Modell

Was hilft uns weiter, wenn wir das Reizdarmsyndrom nicht oder nicht rein über körperliche Veränderungen erklären können? Hierzu können wir uns – übrigens nicht nur beim Reizdarmsyndrom – mit dem biopsychosozialen Modell behelfen, welches sowohl biologische/körperliche als auch psychische und soziale Faktoren mit in die Betrachtung der Entstehung und Aufrechterhaltung des Reizdarmsyndroms einbezieht.

Im Folgenden werden die drei Begrifflichkeiten in *biopsychosozial* auseinandergenommen und näher erklärt.

Das Bio in Biopsychosozial

Veränderungen an Gehirn oder Magen-Darm-Trakt oder deren verbindende Elemente werden für die Entstehung von funktionellen Erkrankungen wie dem Reizdarmsyndrom verantwortlich gemacht. Vielen Patienten ist es sehr wichtig, dass eine genaue Ursache benannt wird, auch wenn sie vielleicht mit den uns zur Verfügung stehenden Therapien gar nicht behandelbar ist. Da auch viele Wissenschaftler denken, dass die Symptome beim Reizdarmsyndrom durch einen „Fehler" im System Mensch entstehen, wird auf der ganzen Welt dazu geforscht. Dabei sind einige „Störungen" wissenschaftlich nachgewiesen worden. Diese Erhebungen wurden jedoch im Rahmen groß angelegter Studien durchgeführt, haben aber bis heute keine oder wenig Beachtung in der praktischen Medizin gefunden. Das heißt, wir wissen heutzutage, dass bei Patienten durchaus bei der Darmspiegelung nicht immer „alles in Ordnung" ist. Nur können schulmedizinische Untersuchungen diese Störungen auf molekularer Ebene nicht nachweisen und sind auch gar nicht darauf ausgerichtet. Unlängst wurde das Reizdarmsyndrom nach den Rom-Kriterien als Störung der Darm-Hirn-Achse bzw. Hirn-Darm-Achse definiert.

Darm-Hirn-Achse oder Hirn-Darm-Achse (englisch: gut-brain oder brain-gut axis)

Dass alle Körperprozesse und -funktionen irgendwie zusammenhängen und sich gegenseitig beeinflussen, erscheint einleuchtend. Besonders spannend ist die Verbindung von Hirn und Darm. Der Darm hat sein eigenes Nervensystem. Selbst wenn er komplett vom Gehirn entkoppelt ist, bewegt er sich noch. Viele Prozesse, die im Gehirn gesteuert werden, beeinflussen die Darmfunktion und -bewegung.

Das Interesse um die Hirn-Darm-Achse hat innerhalb der letzten 20 Jahre rapide zugenommen. Wenn man sich anschaut, wofür diese Achse verantwortlich gemacht wird bzw. welche Erkrankungen alle mit ihr in Verbindung gebracht werden, so findet man eigentlich keine Erkrankung, die nicht mir ihr assoziiert ist: Aus dem psychiatrischen

Formenkreis finden sich Autismus, bipolare Störung und Alkohol-missbrauch. Bei Stoffwechselprozessen spielt sie eine Rolle bei Leber-erkrankungen, chronisch entzündlichen Darmerkrankungen oder Diabetes. Auch Knochenstoffwechsel oder Gelenkentzündungen scheinen durch sie beeinflusst. Dabei fokussieren die meisten dieser Assoziationen auf die Beeinflussung der Organe durch Darmbakterien.

Ursprünglich wurde die Hirn-Darm-Achse in Zusammenhang mit funktionellen Magen-Darm-Erkrankungen beschrieben. Der Ursprung dieses Konzeptes einer Verbindung von Hirn und Darm findet sich bereits in den 1980er-Jahren und fußt auf der Beobachtung, dass ver-schiedene kleine Eiweißstoffe sowohl im Gehirn als auch im Magen-Darm-Trakt in vielen unterschiedlichen stoffwechselaktiven und Nervenzellen vorkommen. Interessanterweise üben diese Eiweißstoffe, je nachdem ob sie im Gehirn oder im Darmtrakt vorkommen, teilweise gegensätzliche Effekte aus. Während ursprünglich vermutet wurde, dass das Gehirn ausschlaggebend für die Steuerung ist, wurden nach und nach immer mehr Studien zur Bedeutung des Darms und seiner Bakterien in der Beeinflussung des Gehirns durchgeführt.

Im Labor wurden Darmschleimhautproben von Patienten mit Reiz-darmsyndrom vielfach untersucht. Dabei zeigten sich spannende Ver-änderungen bei der Durchlässigkeit oder Immunantwort des Darms.

Gestörte Darmbarriere

Der Darm mit seinen Millionen von Zellen hat wie fast kein anderes Organ innerhalb des Körpers durch die aufgenommene Nahrung und seine bakteriellen Bewohner sehr viel Kontakt zur Außenwelt. Da beide für den Körper bedrohlich sein können, stellt die Darmschleim-haut eine Barriere zwischen Außen und Innen dar. Sie bildet eine Mauer aus dicht an dicht miteinander verbundenen Zellen, Schleim, Darmbakterien und Immunfaktoren, die dem Darmimmunsystem entstammen. Obwohl diese Mauer so gut wie undurchdringlich ist, passiert es doch, dass es Krankheitserreger oder Allergene hindurch-schaffen. Die Barriere unterliegt einer Tageszeitrhythmik und kann durch Stress, Krankheit, Medikamente oder Ernährungsbestandteile auch geschwächt werden. Dieser Zustand wird *Leaky Gut,* durchlässiger Darm, genannt und beschreibt eine Undichte (erhöhte Permeabilität) des Darms für Bakterien, deren Produkte und Giftstoffe. Dieser Zustand fordert das Immunsystem heraus und kann eine leichte, aber chronische Entzündungsreaktion nach sich ziehen. Diese wäre jedoch bei einer Routinedarmspiegelung in den Schleimhautproben gar nicht nachweisbar, da sie spezielle Labormethoden zur Bestätigung erfordert.

> Manche Wissenschaftler postulieren, dass der durchlässige Darm Auslöser des Reizdarmsyndroms ist und nennen das *Leaky-Gut*-Syndrom. Im biopsychosozialen Modell ist der durchlässige Darm jedoch nur ein Faktor unter vielen, der zur Entstehung und Aufrechterhaltung des Reizdarmsyndroms beiträgt.

Bei vielen Darmerkrankungen finden sich passager erhöhte Durchlässigkeiten der Darmwand, nachgewiesen beispielsweise bei der Zöliakie oder der chronisch entzündlichen Darmerkrankung (siehe auch Abschn. 2.3 und 2.5). Das alleinige Wiederherstellen der Darmbarriere heilt diese Erkrankungen jedoch nicht, da sie immunologisch vermittelt sind.

Es gibt bisher keine klinisch sinnvoll einsetzbaren Tests, die einen durchlässigen Darm zweifelsfrei belegen.

Immunantwort
Da Patienten nach durchgestandener Magen-Darm-Grippe ein erhöhtes Risiko für die Entwicklung eines Reizdarmsyndroms haben (siehe auch Abschn. 5.2), ist davon auszugehen, dass das Immunsystem bzw. ein aktiviertes Darmimmunsystem eine Rolle in der Entwicklung des Reizdarmsyndroms spielt. Hierzu gibt es viele Studien, die die gestörte Immunantwort bei Patienten mit Reizdarmsyndrom belegen. Ein weiterer Hinweis auf die Beteiligung des Immunsystems ist der Umstand, dass Patienten mit gut behandelten und nicht mehr im Darm nachweisbaren chronischen Darmentzündungen trotzdem noch Reizdarmbeschwerden haben können. Verantwortlich dafür scheinen u. a. T-Lymphozyten und Histamin freisetzende Mastzellen zu sein, die die chronische Immunantwort bzw. Entzündung befeuern. Botenstoffe, die Mastzellen normalerweise freisetzen, lassen sich in Kulturflüssigkeiten von Reizdarmschleimhautproben zwar mit speziellen Labormethoden nachweisen, jedoch nicht mit Routinemethoden.

Viszerale Hypersensitivität

Spannend ist, dass diese Flüssigkeiten – bzw. irgendetwas in diesen Flüssigkeiten – tatsächlich in der Lage sind, Schmerzen auszulösen, zumindest wurde dies in Tierversuchen nachgewiesen. Dies dient als Modell für die bei einigen Patienten nachgewiesene Überempfindlichkeit auf Schmerzen (sogenannte viszerale Hypersensitivität).

Nicht außer Acht gelassen werden sollte jedoch die Tatsache, dass zwar die meisten Patienten mit Reizdarmsyndrom besonders schmerzempfindlich (= hypersensitiv) sind, jedoch bis zu 40 % eine normale oder sogar herabgesetzte Schmerzempfindung haben.

Welche Stoffe in den Schleimhautflüssigkeiten verursachen Schmerzen?

Zu diesem Etwas in den Flüssigkeiten gehört u. a. der überall im menschlichen Körper vorkommende, aber auch bakteriell hergestellte Botenstoff Serotonin. Zusätzlich liegt scheinbar eine Interaktion verschiedener Botenstoffe (Cystein, Proteasen, Fettsäuren) mit dem Darmnervensystem vor. So haben Patienten mit Reizdarmsyndrom, zumindest in Studien, 50 % mehr Nervenzellen in der Schleimhaut sowie deutlich mehr Nervenwachstumsfaktoren im Vergleich zu gesunden Probanden.

Botenstoff Serotonin

Serotonin wird eine besondere Bedeutung zugesagt, kommt es doch sowohl im Gehirn als auch im Darm vor. Der größte Anteil des Körperserotonins findet sich jedoch spannenderweise im Darm, gefolgt von (mit großem Abstand) Blutplättchen und dann erst im Gehirn. Medikamente gegen Angst- und depressive Erkrankungen greifen in den Serotoninstoffwechsel ein. Viel Serotonin im Gehirn gilt als förderlich und vor Depressionen schützend. Bei Reizdarmpatienten mit Durchfall wurden erhöhte Serotoninspiegel gemessen, und Serotoninrezeptoren sowie -transporter liegen beim Reizdarmsyndrom in vielen verschiedenen Variationen vor. Der Nachweis gelingt jedoch nur mit speziellen genetischen Untersuchungen und hilft weder bei der Diagnosestellung noch Behandlung des Reizdarmsyndroms.

Auf weitere genetische und hormonelle Aspekte sind wir schon in Abschn. 1.1 eingegangen.

Wie wird Stress im Körper vermittelt?
Besonders spannend war die Entdeckung, wie Stress charakteristische Auswirkungen auf die Magen-Darm-Funktionen vermittelt. Sehr hervorzuheben ist ein kleines, aber wichtiges Stresshormon, der Corticotropin-releasing Factor (CRF). Auf Deutsch bedeutet es Corticotropin freisetzender Faktor oder Corticotropin freisetzendes Hormon. CRF kommt aus dem Hypothalamus und vermittelt seinerseits die Freisetzung von Corticotropin aus der Hypophyse, was dann wiederum die Nebenniere antreibt. Diese Hypothalamus-Hypophysen-Nebennieren-Achse ist der Hauptbaustein unserer Stressregulation. Somit spielt CRF eine Schlüsselrolle in der Stressantwort. CRF findet sich jedoch nicht nur im Gehirn, sondern interessanterweise auch im Darm und in Immunorganen.

Die Aktivierung des CRF-Rezeptors oder die Zufuhr des Stresshormons CRF führt zu einer Reihe von Antworten, wie man sie auch bei Patienten mit Reizdarmsyndrom sieht. Dazu gehören:

- eine Steigerung der Motilität (Darm ist beweglicher),
- eine schnellere Transitzeit (Darminhalt wird schneller transportiert),
- eine erhöhte Sekretion (mehr Produktion von Verdauungssäften und Flüssigkeiten, die in den Darm ausgeschüttet werden) und damit einhergehend eine
- erhöhte Rate an Stuhlgängen und mitunter Durchfall.
- Die Darmschleimhaut wird durchlässiger. Dies kann dazu führen, dass Stoffe und auch Bakterien, die normalerweise nicht durch die Schleimhaut gelangen, sich plötzlich auf der anderen Seite im Blut wiederfinden und dort Probleme machen können.
- Auch eine gesteigerte Schmerzwahrnehmung wurde beschrieben.

Am Magen wirkt CRF genau entgegengesetzt: Es hemmt die Magenentleerung. Die Folge können Übelkeit und Erbrechen sein. Das Hormon CRF führt aber auch im Gehirn zu charakteristischen Veränderungen und geht mit depressiven und ängstlichen Symptomen, aber auch Erregungszuständen einher.

Kommt Ihnen das bekannt vor? Vielleicht sind Sie auch selbst davon betroffen, in Stresssituationen unter Übelkeit und Appetitverlust bis hin zum Erbrechen zu leiden. Oder sind Sie eher jemand, der Durchfall bekommt, wenn eine Prüfung ansteht?

Die Darm-Hirn-Achse ist aber viel mehr als CRF. Sie beschreibt einen Signalweg zwischen Gehirn und Magen-Darm-Trakt, der bidirektional, also in beide Richtungen, funktioniert. Als wäre das nicht schon komplex genug, kommen jetzt noch weitere Steuerungsebenen hinzu, z. B. die neuronale (nervenvermittelte), die endokrine (durch Hormone im Blut vermittelt) und die immunologische (durch Immunzellen reguliert).

Wie kann die Darm-Hirn-Achse gestört werden?
Da wir uns innerhalb des biopsychosozialen Modells bewegen, können sich biologische, psychische und soziale Faktoren gegenseitig beeinflussen. Veränderungen auf einer Ebene ziehen Veränderungen auf einer oder beiden anderen Ebenen nach sich.

Veränderungen im Gehirn
Den Darm betreffende Veränderungen wurden nun erörtert. Es gibt aber auch Studien hinsichtlich veränderter Hirnprozesse.

MRT-basierte Studien haben Unterschiede in Hirnfunktionen und -strukturen zwischen Patienten mit Reizdarmsyndrom und Kontrollen aufgezeigt, weiterhin zwischen Personen mit männlichem und weiblichem Geschlecht. Diese Netzwerke beeinflussen u. a. die Verarbeitung äußerer Stimuli, wie Gefühle und Gefahr. Deren Veränderung ist assoziiert mit Symptomschwere und Dauer des Reizdarmsyndroms sowie anderen Risikofaktoren wie frühkindlicher Traumatisierung oder Darmbakterienzusammensetzung.

Das Psycho in Biopsychosozial
Es gibt verschiedene Risikofaktoren für die Entstehung und Aufrechterhaltung des Reizdarmsyndroms. So können Lebensereignisse, welche akut oder chronisch als stressig erlebt werden, das Auftreten eines Reizdarmsyndroms begünstigen. Besonders stark wirken hier schwere Ereignisse, auch Traumatisierungen genannt, wie z. B. ein erlebter körperlicher oder sexueller Missbrauch. Diese Traumatisierungen sind in der Bevölkerung leider erschreckend häufig zu finden und können

selbst viele Jahre nach dem Ereignis noch ihre Spuren hinterlassen. Eine Auswirkung besteht darin, dass traumatisierte Menschen eine erhöhte Anfälligkeit für ein Reizdarmsyndrom haben. Das heißt natürlich nicht, dass alle Menschen mit einem Reizdarmsyndrom auch solch schreckliche Dinge erlebt haben, dennoch sollten Ärzte und Psychologen in der Untersuchung und Therapie ihre Augen und Ohren behutsam offen halten, um mögliche Traumatisierungen nicht zu übersehen. Besteht ein gutes Vertrauensverhältnis, kann der Arzt auch gezielt danach fragen.

> Andere psychische Erkrankungen, wie Angststörungen oder Depressionen, stellen einen Risikofaktor zur Entwicklung oder Aufrechterhaltung eines Reizdarmsyndroms dar. Interessanterweise gilt dies auch umgekehrt: auch Menschen mit Reizdarmsyndrom erkranken in der Folge häufiger an einer Angststörung oder einer Depression.

Immer wieder stellt sich daher die Frage, was zuerst da war. Eine Antwort darauf gibt es aber nicht. Bei manchen bestehen zuerst die Magen-Darm-Beschwerden. Im Verlauf kommt eine Depression dazu. Bei anderen ist es umgekehrt.

Patientenbeispiel (Sven, 27 Jahre)

Sven ist IT-Fachmann und ehrenamtlich bei der Feuerwehr. Er lebt in einem Dorf in der Nähe einer größeren Stadt. Dort hat er schon immer gelebt. Er fühlt sich wohl dort. Mit seiner Freundin ist er schon ein paar Jahre zusammen, eigentlich kennen sich die beiden noch aus der Schule. Beide sind nach der Ausbildung wieder in ihren Heimatort zurückgekommen und fahren morgens in eine der größeren Städte im Umkreis zum Arbeiten. Sven ist gut vernetzt, hat viele Freunde, unternimmt viel und ist oft unterwegs. Wenn es nach ihm ginge, soll das noch lange so bleiben. Über das „Sesshaftwerden" und Familiengründung hat er noch nicht so oft mit seiner Freundin gesprochen, aber irgendwie wird er in letzter Zeit das Gefühl nicht los, dass es bei ihr langsam zum Thema wird. Gesprochen haben die beiden darüber jedoch noch nicht. Das mag daran liegen, dass er schon ein Gespür dafür entwickelt hat, wann sie anfangen möchte, darüber zu reden, und dann schnell über etwas anderes spricht oder sich gar räumlich verabschiedet. In letzter Zeit kann er sich ganz einfach verabschieden, er muss nämlich ziemlich häufig auf die Toilette, weil er Durchfall hat. Das Ganze kommt manchmal so abrupt, dass er es kaum noch im Griff hat. Erst kam es tatsächlich immer im „passenden" Moment, wenn seine Freundin gerade wieder davon anfangen wollte. Doch jetzt passiert es immer häufiger im unpassenden Moment. Auf der Arbeit ist es nervig, aber da weiß er zumindest, wo die nächste Toilette ist. Manchmal muss er 10-mal am Tag aufs Klo. Etwas besser ist es, wenn er tagsüber gar nichts isst. Aber das klappt auch nicht immer. Schlimmer ist es, wenn er mit den Kumpels unterwegs ist. Die ziehen ihn sogar schon damit auf, dass er vor dem ersten Bier zuerst das nächste Klo orten muss. Seine Freunde wissen scheinbar nicht, wie es ist, sich als erwachsener Mann in die Hose zu machen. Das ist ihm jetzt schon zweimal passiert. Er möchte auf gar keinen Fall, dass das öffentlich wird oder gar wieder vorkommt. Und die schmutzigen Klamotten hat er gleich weggeworfen. Wenn das seine Freundin mitkriegt! Was soll die denn denken? Megapeinlich. Nur was soll er jetzt machen?

Für den Leser scheint es vielleicht offensichtlich, dass die körperlichen Symptome etwas mit Svens Ängsten zu tun haben könnten, bald eine Familie gründen zu müssen. Wichtig wäre an dieser Stelle, dass auch Sven, seine Freundin oder der konsultierte Hausarzt das bald erkennen. Für Sven gibt es einige therapeutische Möglichkeiten, den Durchfall einzudämmen, und gute Chancen, dass die Symptome ganz verschwinden, sobald er den (inneren bzw. den mit seiner Freundin) Konflikt geklärt hat.

Das Sozial in Biopsychosozial

Auch soziale Faktoren können sich günstig oder negativ auf die Entwicklung oder Aufrechterhaltung eines Reizdarmsyndroms auswirken. In Studien wurden einige dieser Faktoren genau untersucht.

Dabei hat sich gezeigt, dass eine stabile Paarbeziehung, ein gutes soziales Netzwerk sowie ein erfüllter und auskömmlicher Beruf eher schützen, während soziale Isolation, Armut, gesundheitsschädliches Verhalten wie Rauchen oder zu viel Alkohol als Risikofaktoren angesehen werden können.

Zusammenfassung

- Das Reizdarmsyndrom ist eine häufige Erkrankung, bei Frauen sogar noch häufiger als bei Männern.
- Man kann auch von einer funktionellen oder somatoformen Erkrankung sprechen.
- Definiert wird das Reizdarmsyndrom international nach den Rom-IV-Kriterien, in Deutschland nach der deutschen Leitlinie.
- Am besten erklärt wird die Entstehung des Reizdarmsyndroms über das biopsychosoziale Krankheitsmodell.

2

Was kann es noch sein?

Patienten leiden oft jahrelang unter ihren Symptomen, da die Diagnose nicht gestellt wurde. Dabei ist gerade dies ein Risikofaktor dafür, dass die Erkrankung chronisch wird und schwere soziale und körperliche Folgen nach sich zieht. Deshalb ist es einleuchtend, dass eine möglichst frühe Diagnosestellung wichtig ist, wie eigentlich bei jeder anderen Erkrankung auch (Abb 2.1).

2.1 Warnsymptome

Um Patienten mit einem Reizdarmsyndrom von solchen mit anderen Erkrankungen abzugrenzen, gibt es Warnsymptome, die jeder Arzt kennen sollte. Diese Warnsymptome zeigen an, ob vielleicht eine bösartige Krankheit vorliegt, die unverzüglich therapiert werden sollte, bevor sie noch mehr Schaden anrichtet oder gar tödlich verläuft. Das soll nicht heißen, dass das Reizdarmsyndrom nicht unverzüglich diagnostiziert und therapiert gehört. Nur ist es so, dass das Reizdarmsyndrom eben nicht tödlich verläuft.

M. Goebel-Stengel und A. Stengel, *Ratgeber Reizdarmsyndrom*,
https://doi.org/10.1007/978-3-662-64525-3_2

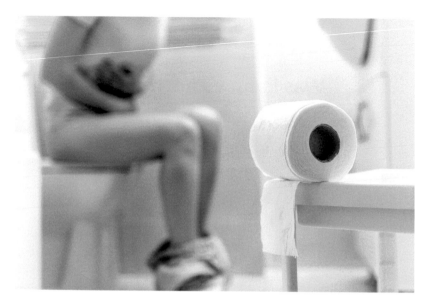

Abb. 2.1 Unwohlsein, Durchfall, Blähungen – Patienten leiden oft jahrelang an ihren Symptomen ohne Diagnose

Übersicht Warnsymptome

Gewichtsverlust
Fieber
Blut im Stuhl
Bluterbrechen, überhaupt Erbrechen
Erstgradig Verwandte mit Darmkrebs (Eltern, Geschwister, Kinder)
Blutarmut, Auffälligkeiten im Labor
Erstsymptome im späten Erwachsenenalter
Veränderung der Beschwerden sowie nächtlich auftretende Beschwerden
Stark ansteigende Beschwerden innerhalb kurzer Zeit
Kurzer aber schnell fortschreitender Verlauf

Zu den typischen Warnsymptomen gehören ungewollter und rascher Gewichtsverlust, wiederkehrendes Fieber, Blut im Stuhl, Blutarmut und Darmkrebsfälle (vor allem im jüngeren Lebensalter) in der eigenen Familie, stark ansteigende Beschwerden innerhalb kürzester Zeit oder eine

Veränderung der Beschwerden sowie nächtlich auftretende Beschwerden. Vor allem Gewichtsverlust, Blutarmut oder starke neu aufgetretene Beschwerden innerhalb sehr kurzer Zeit lassen an das Vorliegen einer Krebserkrankung denken. Daher sollte unverzüglich eine weiterführende Diagnostik eingeleitet werden.

2.2 Differenzialdiagnosen

Da die Symptome bei Patienten mit Reizdarmsyndrom vielfältig sind, wundert es nicht, dass es zahlreiche Erkrankungen gibt, die ähnliche Beschwerden verursachen können. Der Arzt nennt sie Differenzialdiagnosen (Abb. 2.2).

Zu den potenziell tödlich verlaufenden Differenzialdiagnosen gehören zweifelsohne Formen des Darmkrebses bei beiden Geschlechtern und der Eierstockkrebs bei der Frau. Daher sollten sowohl die Darmspiegelung als auch der Besuch beim Frauenarzt schon frühzeitig durchgeführt werden, wenn die Vorsorgeintervalle nicht eingehalten wurden. Das heißt aber auch, dass jemand, der seit einem Jahr

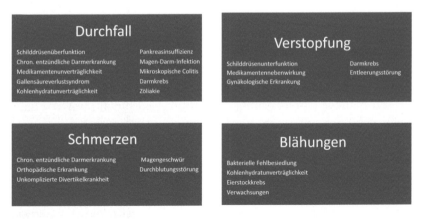

Abb. 2.2 Mögliche Erkrankungen mit ähnlichen Symptomen. (Rechte bei M. Goebel-Stengel)

an Bauchschmerzen leidet und bereits eine komplette Darmspiegelung hatte, nun mit großer Wahrscheinlichkeit keinen Darmkrebs haben wird; er braucht daher auch nicht sofort eine erneute Darmspiegelung. Ebenso ist es unwahrscheinlich, dass eine Frau, die die regelmäßige frauenärztliche Vorsorge seit dem 20. Lebensjahr in Anspruch genommen hat, plötzlich innerhalb eines Jahres einen fortgeschrittenen Eierstockkrebs entwickelt hat.

Damit der Arzt jedoch wahrscheinliche von weniger wahrscheinlichen Differenzialdiagnosen abgrenzen kann, orientiert er sich an den vier Leitsymptomen des Reizdarmsyndroms.

Leitsymptome des Reizdarmsyndroms

- Schmerzen,
- Durchfall,
- Verstopfung oder
- Blähungen.

Im Folgenden wird auf die häufigsten, in der Abb. 2.2 aufgeführten Differenzialdiagnosen näher eingegangen. Manchmal überschneiden sich auch die Symptome, d. h., eine Kohlenhydratmalabsorption verursacht oft Durchfall und Blähungen und sollte entsprechend bei beiden Symptomen bedacht werden. Natürlich gibt es auch noch zahlreiche andere Erkrankungen, die Bauchschmerzen verursachen können. Die Liste erfüllt keinen Anspruch auf Vollständigkeit, und dieses Kapitel ersetzt nicht den Arztbesuch. Vielmehr soll es vermitteln, wieso Ihr Arzt manche Untersuchung durchführt, und Ihnen Hinweise darauf geben, was noch untersucht werden sollte (und was nicht).

Schilddrüsenfunktion prüfen

Manche Differenzialdiagnosen wie die Schilddrüsenunter- oder -überfunktion sind mit einfachen Labortests nachzuweisen. Die Bestimmung der Schilddrüsenhormone gehört zu den grundlegenden Blutuntersuchungen, die bei Verdacht auf ein Reizdarmsyndrom bzw. zum Ausschluss empfohlen werden.

Anamnese: Gespräch mit Arzt liefert wichtige Hinweise
Die Anamnese, also das Gespräch, das der Arzt mit Ihnen führt und in dem er erfragt, welche Beschwerden Sie haben, wann diese begonnen haben oder in welchem Kontext sie auftreten, kann, wenn die richtigen Fragen gestellt werden, viele wertvolle Informationen für die Diagnosestellung liefern. Hierbei sollten auch psychosoziale Belastungsfaktoren berücksichtigt werden.

Geheime Souvenirs
Die Frage nach Auslandsreisen in jüngerer Vergangenheit zielt darauf ab, eine infektiöse Darmerkrankung auszuschließen. Hierbei denkt der Arzt z. B. an einen Befall mit Würmern, anderen Parasiten oder hartnäckigen Erregern, die unerkannt im Darm verbleiben und typische reizdarmähnliche Beschwerden hervorrufen können. Yersinien oder Lamblien sind solche Erreger, die in südlicheren Gefilden eigentlich gar nicht so selten sind, aber im nördlichen Europa dann eben doch unerkannt bleiben.

Typischer Durchfall auf Reisen
Die meisten Urlauber, die „Montezumas Rache" ereilt, werden den Reisedurchfall durch die Aktivierung des eigenen gesunden Immunsystems nach ca. zwei Wochen wieder los. Problematisch wird es da eher bei Menschen, deren Immunabwehr chronisch eingeschränkt ist, oder wenn die Symptome nach einer Urlaubsdurchfallerkrankung über Monate fortbestehen wie beim postinfektiösen Reizdarmsyndrom, das bei 5–10 % der Menschen mit Reisediarrhö bestehen bleibt (siehe auch postinfektiöses Reizdarmsyndrom, Abschn. 4.4). Ursachen für den Durchfall nach Reisen können in einem unterschiedlichen Hygienestandard zwischen Heimat- und Reiseland und Diätfehlern vor Ort bestehen.

> Grundsätzlich gilt „don't eat it if you can't boil it, cook it or peel it", also sinngemäß: man soll nichts essen, was man nicht voher abgekocht hat, was nicht ausreichend erhitzt wurde oder was man nicht schälen kann.

Klassische Nahrungsmittel im Ausland, die oft mit einer kurzen Durchfallepisode, die von selbst wieder aufhört, assoziiert sind, sind Speiseeis, Eiswürfel oder ungewaschenes Obst, beispielsweise frisch vom Markt oder vom Hotelbuffet. Zu den Keimen , die auch noch nach zwei Wochen weiterhin Durchfall (ohne Allgemeinsymptome wie Fieber oder Blut) verursachen können, gehören ganz bestimmte Erreger und Parasiten. Die meisten dieser Erreger können einem Menschen mit intaktem Immunsystem nichts anhaben, sind aber dennoch lästig und müssen vor allem bedacht werden. Die Behandlung ist mit entsprechenden Medikamenten einfach. Bei der Stuhldiagnostik ist zu bedenken, dass der Stuhl frisch sein sollte und die spezifische Fragestellung vermerkt ist, damit das Labor weiß, wonach gesucht werden soll.

Ein sehr seltener Erreger ist Tropheryma whipplei, der die Erkrankung Morbus Whipple verursacht. Obwohl dies eine sehr seltene Erkrankung ist, sei sie hier kurz erwähnt, da eines der Hauptsymptome chronischer Durchfall ist (neben Gewichtsabnahme, Gelenkbeschwerden und neurologischen Störungen). Für die Diagnose müssen Proben aus dem Zwölffingerdarm speziell mikroskopisch untersucht werden. Die Behandlung besteht aus einer Gabe von Antibiotika, allerdings müssen diese bis zu einem Jahr eingenommen werden.

Medikamentennebenwirkungen

Das Anamnesegespräch sollte auch unbedingt auf Begleiterkrankungen bzw. Medikamenteneinnahme eingehen, denn es gibt durchaus einige Medikamente, die Bauchschmerzen und Blähungen, Verstopfung oder Durchfall mit sich bringen können.

Nebenwirkungen von Antibiotika

Fast jeder weiß mittlerweile, dass Antibiotika Durchfall auslösen können. Das liegt daran, dass die Antibiotika das Gleichgewicht der Darmbakterien durcheinanderbringen können. Die Folge ist Durchfall, der meistens harmlos ist und von selbst verschwindet, wenn die Einnahme des Antibiotikums beendet ist. Selten kann es jedoch auch zu einer Überwucherung der Darmschleimhaut mit den gefährlichen

Clostridien kommen. Das verursacht auch Bauchschmerzen und Durchfall, geht aber nicht von allein wieder weg. Hier ist eine spezifische Behandlung (mit wiederum anderen Antibiotika) geboten.

Jedes Medikament kann Nebenwirkungen erzeugen
Medikamente, die Magen-Darm-Nebenwirkungen verursachen, finden sich in allen Substanzklassen, d. h., es können Mittel gegen Zuckerkrankheit, Schmerzen oder Bluthochdruck sein. Daher lohnt sich in jedem Fall der Blick in den Beipackzettel.

Sind Nebenwirkungen am Magen-Darm-Trakt als „sehr häufig" oder „häufig" beschrieben, betreffen sie mindestens eine von 10 Personen, die das Mittel nehmen, bzw. mindestens eine von 100 Personen, die das Mittel einnehmen.

Bei dem Diabetesmedikament Metformin beispielsweise kommt es laut Beipackzettel sehr häufig zu Magen-Darm-Beschwerden wie Übelkeit, Erbrechen, Durchfall, Bauchschmerzen und Appetitverlust. Das bedeutet, mindestens eine von zehn Personen leidet unter diesen Nebenwirkungen, die meist nur zu Beginn der Therapie auftreten und genauso schnell verschwinden. Diese Information ist darum wichtig für jeden, der dieses Medikament neu verschrieben bekommen hat.

Auch Blutdrucktabletten, Wassertabletten oder Antidepressiva verursachen häufig bis sehr häufig Magen-Darm-Beschwerden. Als letztes Beispiel seien noch Morphium und seine Vertreter genannt. Morphium verursacht bei ca. 1/3 der Patienten zu Beginn Übelkeit. Bei fast allen kommt es durch die spezifische Wirkung des Morphiums auf Rezeptoren im Darm zu Verstopfung. Im Gegensatz zur Übelkeit findet bei der Nebenwirkung Verstopfung kein Gewöhnungsprozess statt. Das bedeutet, die Verstopfung bleibt, solange das Medikament eingenommen wird. Deshalb empfiehlt sich gleich zu Beginn die Kombination mit einem Abführmittel.

Sollte bei Ihnen ein Medikament Schuld an den Reizdarmbeschwerden sein, ist ggf. der Austausch mit einem anderen Medikament aus einer anderen Substanzklasse möglich oder ein Arztgespräch hilft, die Nebenwirkungen, die ja oftmals nur vorübergehend sind, besser einzuordnen.

2.3 Dünndarm- und ernährungsassoziierte Erkrankungen

Zöliakie

Die Zöliakie, also die echte Glutenallergie, muss bedacht werden. Sie wird gern als Chamäleon unter den Magen-Darm-Erkrankungen bezeichnet. Chamäleon daher, weil die Zöliakie sich so wechselhaft darstellen kann wie ein Chamäleon. Das liegt daran, dass viele Körperfunktionen beeinträchtigt sein können und es durch eine Schädigung am Dünndarm zu verschiedenen Mangelerscheinungen kommen kann, da Nährstoffe nicht richtig aufgenommen werden. Unter den vielen verschiedenen Symptomen der Zöliakie wie Muskelschwäche, Müdigkeit, Leberwerterhöhung, Blutarmut, Hautveränderungen oder Schlaflosigkeit finden sich auch einige am Magen-Darm-Trakt: Blähbauch, Bauchschmerzen, Stuhlunregelmäßigkeiten oder Erbrechen. Daher erwägen Ärzte bei Patienten, die über Bauchschmerzen, Durchfall und Blähbauch klagen, oft die Zöliakie als mögliche Diagnose. Vier Prozent der Patienten mit typischen Reizdarmsymptomen leiden an einer Zöliakie. Insgesamt ist sie aber eine seltene Erkrankung. Die Wahrscheinlichkeit, ein Reizdarmsyndrom zu haben, ist bedeutend größer. In den letzten Jahren haben die Zöliakiefälle jedoch leicht zugenommen. Die Auslöser sind noch unklar. Magen-Darm-Infekte, veränderte Ernährungsgewohnheiten, aber auch psychosoziale Faktoren werden diskutiert. Manche Menschen haben eine genetische Konstellation, die als Risikofaktor für die Zöliakie gilt. HLA-DQ2 oder HLA-DQ8 sind besondere Eiweiße, die auf Immunzellen sitzen. Der HLA-DQ2-Typ oder -DQ8-Typ kann mittels Genanalysen sichtbar gemacht werden. Wer ihn und typische Symptome hat, weist eine höhere Wahrscheinlichkeit auf, an Zöliakie zu leiden. Wer den genetischen Typ nicht aufweist, wird mit hoher Wahrscheinlichkeit keine Zöliakie bekommen. Ein erhöhtes

Risiko für die Zöliakie haben z. B. Menschen mit Down-Syndrom, Verwandte von Personen mit Zöliakie oder Menschen mit Diabetes mellitus Typ 1.

> Obwohl die Zöliakie eine seltene Erkrankung ist, muss sie ausgeschlossen werden, da sie unerkannt durch die andauernde schädigende Wirkung von Gluten und verwandten Eiweißen an der Dünndarmschleimhaut zu Dünndarmkrebs führen kann. Die Schäden im Körper sind Folge der Immunantwort auf Gluten und verwandte Proteine, die in Weizen, Roggen, Gerste, Dinkel und anderen weniger alltäglichen Getreidesorten vorkommen.

Um die Diagnose Zöliakie auszuschließen, können Antikörper im Blut gemessen werden. Auch eine Schleimhautprobe aus dem oberen Dünndarm, dem Zwölffingerdarm, dermeistens während der Magenspiegelung mit angeschaut wird, kann Aufschluss geben. Proben werden jedoch nicht routinemäßig entnommen. Daher ist es wichtig, dass der Arzt die Fragestellung kennt, um die richtigen Untersuchungen zu veranlassen. Wenn die Schleimhautprobe und die Antikörper im Blut dafürsprechen und zusätzlich typische Symptome bestehen, ist die Diagnose mit hoher Wahrscheinlichkeit sicher. Trifft nur das eine oder andere zu, nicht ganz so sicher.

Die Therapie der Zöliakie besteht in einer lebenslangen glutenfreien Ernährungsform. Das ist ganz schön hart, denn es bedeutet nicht nur, glutenfreies Brot zu essen, sondern auch, die gesamte Küche daraufhin auszurichten. Glutenhaltige und glutenfreie Nahrungsmittel sowie Küchenzubehör müssen streng getrennt werden.

> Zur Erinnerung: Gluten findet sich in fast allen gängigen deutschen Getreiden, außer im sortenreinen Hafer.

Das bedeutet, keine Brötchen, kein Brot, kein Toast, kein Bier, kein Kuchen. In Familien, wo nur eine Person an Zöliakie leidet, benötigt diese ein extra Brotmesser und Küchenbrettchen. Bereits kleinste

Mengen an aufgenommenem Gluten können die Darmschleimhaut schädigen, und genau das soll auf jeden Fall vermieden werden. Empfohlen wird ein Glutengehalt < 10 mg pro Tag, das entspricht 1/3 Crouton, zehn Brotkrümeln oder einem Nudelstück. Das kann wirklich zur Herausforderung werden – gerade im Teenageralter, denn einfach mal eben Pizza holen, geht leider nicht. Die gute Nachricht: Es gibt zahlreiche Nahrungsmittel, die von Natur aus glutenfrei sind: Obst, Gemüse, Kartoffeln, Reis, Mais, Cola, Wein, Eier und Fleisch. Sortenreine Haferflocken werden überwiegend gut vertragen. Man muss sich nur etwas auskennen. Wichtige Unterstützung dabei ist eine begleitende Ernährungsberatung. Aufgrund der vor Therapiebeginn vorliegenden Darmschädigung kommt es oft zusätzlich zu einer Laktoseintoleranz oder mangelnder Aufnahme von Vitaminen und Spurenelementen. Die Ernährungsberatung kann dahingehend beraten. Manche Krankenkassen übernehmen auch die zusätzlichen Kosten einer glutenfreien Ernährung.

Echte Weizenallergie

Beim Stichwort Gluten sollten ebenfalls die echte Weizenallergie und die Weizensensitivität genannt werden. Nicht selten kommt es diesbezüglich zu Missverständnissen. Die Weizenallergie ist eine echte Allergie, so wie eine Erdnussallergie oder Allergie auf Schalentiere. Menschen mit solchen echten Nahrungsmittelallergien können nach dem Kontakt, also in diesem Fall nach dem Essen von weizenhaltigen Nahrungsmitteln, schwere, lebensbedrohliche Schockzustände erleiden. So etwas passiert bei der Zöliakie nicht. Das Vorliegen solch einer echten Allergie wäre möglich, wenn immer direkt nach dem Essen Symptome auftreten und diese dann den ganzen Körper betreffen: z. B. Hautausschlag oder -schwellung, Luftnot, Zungenschwellung oder gar Schwindel und Blutdruckreaktionen. Andere Menschen klagen lediglich über Magen-Darm-Beschwerden, z. B. starkes Erbrechen oder Durchfall, ein Zeichen dafür, dass der Körper den „Eindringling" schnell wieder loswerden will. Um eine echte Allergie auszuschließen, sollte ein Allergologe konsultiert werden, der dann weiterführende Tests veranlasst.

Weizensensitivität

Wenn immer noch Symptome nach dem Essen von Weizenprodukten auftreten und eine Zöliakie sowie Weizenallergie ausgeschlossen wurden, kommt eine weitere Diagnose in Betracht, die in den letzten Jahren immer häufiger gestellt wurde, die Weizensensitivität (auch Nicht-Zöliakie-Glutensensitivität, NCGS). Was verbirgt sich dahinter? Für manche ist es eine Modediagnose. Es ist angesagt, sich glutenfrei zu ernähren. Mittlerweile gibt es viele glutenfreie Produkte. Außerdem geht der Verzicht auf Weizenprodukte bei vielen Menschen mit einem reineren Hautbild einher, sie fühlen sich besser und nehmen an Gewicht ab.

Eine wissenschaftliche Definition der Nicht-Zöliakie-Glutensensitivität gibt es jedoch nicht, wenngleich einige wissenschaftliche Studien dazu existieren. Wir wissen inzwischen, dass es Nahrungsmittelunverträglichkeiten jeder Art tatsächlich gibt und nicht nur Gluten, sondern auch andere langkettige Kohlenhydrate dafür verantwortlich sein können. Je mehr dieser Stoffe Patienten zu sich nehmen, desto schlechter fühlen sie sich mitunter.

Symptome der NCGS sind nicht nur auf den Magen-Darm-Trakt beschränkt, sondern können auch extraintestinal auftreten, also außerhalb des Darms. Betroffene klagen über allgemeine Beschwerden wie Antriebslosigkeit, Müdigkeit, Schmerzen, Konzentrationsstörungen und migräneartige Kopfschmerzen. Da diese Beschwerden so unspezifisch sind, fällt es oft schwer, einen klaren Zusammenhang mit der Ernährung herzustellen. Hilfreich sind daher Ernährungs- und Symptomtagebücher. Ganz praktisch kann man sie zum Stuhltagebuch ergänzen, indem man noch zwei Spalten für die gegessenen Mahlzeiten und vielleicht die Uhrzeit hinzufügt. Diese Protokolle sind sowohl für behandelnde Ärzte und Ernährungsfachleute überaus hilfreich, können aber auch den Betroffenen selbst nützen, Zusammenhänge zu erkennen.

Dauerbrenner Histamin

Zwei Drittel bis vier Fünftel der Patienten mit einem Reizdarmsyndrom beschreiben eine nahrungsmittelassoziierte Zunahme der Beschwerden (vor allem Blähungen und Schmerzen). Häufig für diese Symptome verantwortlich gemacht werden unverdaute Kohlenhydrate, Fette und Konservierungsstoffe sowie biogene Amine und Capsaicin.

> Je mehr Nahrungsmittel als unverträglich genannt werden, desto schwerer ist häufig die Ausprägung des Reizdarmsyndroms.

Histamin gehört zu der Gruppe der biogenen Amine und entsteht beim Abbau der Aminosäure Histidin, einem Vorgang, der ständig in unserem Körper abläuft. Es gibt aber auch Darmbakterien, die das können und so zum Körperhistamin beitragen. Auch Nahrungsmittel, die mithilfe von Bakterien reifen bzw. fermentiert werden (z. B. Käse, Sauerkraut, Räucherware oder Alkoholika) beinhalten mehr Histamin als andere. Spezielle Entzündungszellen, die Mastzellen, die auch an der Vermittlung allergischer Reaktionen beteiligt sind, enthalten und setzen Histamin frei, wenn sie gereizt werden. Manche Nahrungsmittel oder Medikamente können körpereigenes Histamin eher freisetzen als andere. Man nennt sie Histaminliberatoren.

Der Dickdarm ist empfänglich für Histamin, da er spezielle Rezeptoren besitzt, über die Histamin an den Dickdarmzellen wirken kann. So trägt Histamin zur überschießenden Schmerzwahrnehmung und Bauchschmerzen beim Reizdarmsyndrom bei. Über die Hälfte der Patienten mit Reizdarmsyndrom berichten nach dem Essen histaminfreisetzender Nahrungsmittel oder solcher Nahrungsmittel, die biogene Amine enthalten, die dem Histamin sehr ähnlich sind, von Beschwerden am Magen-Darm-Trakt. Normalerweise wird Histamin vom Körper durch die Enzyme Diaminoxidase (DAO) und Histamin-N-Methyltransferase (HNMT) abgebaut. DAO wird von Zellen abgegeben und baut Histamin außerhalb der Zellen ab, bevor es aufgenommen wird. Das andere Enzym HNMT regelt den Histaminabbau innerhalb der Zelle. Wenn diese Enzyme nicht richtig funktionieren oder nicht genug vorhanden sind, kann es vorkommen, dass zeitweise zu viel Histamin im Körper zirkuliert und dann zu Beschwerden führt.

Die zwei Histamin-Mechanismen
Es gibt also zwei unterschiedliche Mechanismen, das Prinzip ist ähnlich dem Gallensäurenstoffwechsel (siehe Abschnitt zur Gallensäurenmalabsorption, Abschn. 2.4).

1. Es ist zu viel Histamin vorhanden (weil zu viel aufgenommen oder vom Körper gebildet oder freigesetzt wird), was nicht ordnungsgemäß abgebaut werden kann.
2. Oder: Die Enzyme, die Histamin abbauen sollen, sind nicht ausreichend vorhanden oder funktionieren nicht. Eine Verminderung der histaminabbauenden Enzyme kann außerdem viele verschiedene Ursachen haben und erworben oder angeboren sein, dauerhaft oder nur vorübergehend vorliegen.

> Hinzu kommt noch, dass der Histaminspiegel im Laufe des Tages stark schwanken kann.

Diaminoxidase: Auf das richtige Messen kommt es an
Bei Ärzten und Patienten scheint die Messung der Diaminoxidase (DAO) beliebt zu sein. Ist sie erniedrigt, wird daraus geschlussfolgert, dass eine Histaminintoleranz vorliegt, was jedoch ein Trugschluss ist. Als Erstes wäre es wichtig, die Aktivität der DAO zu messen und nicht die Menge, denn es könnte durchaus möglich sein, dass wenig DAO da ist, diese aber eine hohe Aktivität aufweist. Genauso ist der umgekehrte Fall vorstellbar: Es ist viel DAO da, aber die Aktivität ist niedrig, d. h., sie arbeitet nicht. Sie erkennen hoffentlich das Dilemma. Bei dem einen ist die DAO hoch und eine Histaminintoleranz wird ausgeschlossen, obwohl die DAO vielleicht gar nicht funktionsfähig ist und somit eigentlich eine Histaminintoleranz vorliegt. Vorstellbar ist zumindest, dass eine geringe DAO-Aktivität eher einen höheren Histaminspiegel nach sich zieht. Ob sich daraus aber zwangsläufig Symptome der Histaminintoleranz ergeben, ist Gegenstand der Forschung und konnte bisher nicht eindeutig nachgewiesen werden. Außerdem interessiert

uns doch, ob die DAO im Darm ausreichend vorhanden ist und funktioniert. Hierzu lässt die DAO-Bestimmung im Blutserum nun wirklich keine Aussage zu.

Jetzt, wo Sie verstanden haben, dass der Histaminspiegel im Blut von vielen Faktoren abhängt, erkennen Sie sicherlich auch, dass eine Messung des Histaminspiegels im Blut für die Diagnosestellung keinen Sinn ergibt. Ebenso eignen sich weder das Abbauprodukt Methylhistamin im Urin noch Histamin im Stuhl zur Diagnosestellung.

Ob somit also die Histaminintoleranz allein für die Beschwerden zuständig ist oder nur dazu beiträgt, lässt sich oftmals gar nicht so einfach herausfinden. Da Histamin überall im Körper vorkommt, können auch histaminvermittelte Beschwerden an jedem Organ auftreten: Hautveränderungen, Luftnot, Herzrasen, Kopfschmerzen, Schwindel, Durchfall … Histamin übernimmt vielfältige Aufgaben, es reguliert die Magensäuresekretion im Magen, den Schlaf-Wach-Rhythmus oder Abwehr- und Entzündungsreaktionen.

> Die Diagnosestellung der Histaminintoleranz erfolgt bei Vorliegen von mehr als zwei typischen Symptomen (welche jedes Organsystem betreffen können) plus Besserung unter histaminarmer Diät und Verschlechterung, wenn wieder Histamin gegessen wird.

Eliminationsdiät

Es muss also Histamin, am besten unter ernährungsmedizinischer Führung, einmal komplett aus dem Speiseplan entfernt werden. Man nennt das Eliminationsdiät. In dem Moment, wo es den Betroffenen schon deutlich besser gehen sollte, werden wieder Nahrungsmittel zugeführt, die nachweislich früher Symptome verursacht haben oder histaminreich sind. Kommt es danach zu Beschwerden, ist die Diagnose gesichert. Welche Nahrungsmittelgruppen besonders histaminreich sind, zeigt Tab. 2.1. Bei Interesse oder Verdacht helfen auch die Ernährungsberatung oder Allergologen weiter.

Insbesondere Patienten mit Kohlenhydratunverträglichkeiten berichten oftmals auch über histaminassoziierte Beschwerden.

Tab. 2.1 Histaminreiche Nahrungsmittel

Histaminreiche Nahrungsmittel	Histaminfreisetzer
Alkohol, Essig	Schokolade, Lakritze, Nüsse
Salami, Sauerkraut	Zitrusfrüchte, Ananas, Tomaten, Erdbeeren, Spinat
Räucherware	Fisch, Meeresfrüchte
Reifer Käse	Schweinefleisch

Unverträglichkeiten von Frucht- oder Milchzuckern

Zu den wohl häufigsten und quälendsten, jedoch nicht lebensbedrohlichen, Differenzialdiagnosen zählt die Kohlenhydratmalabsorption, d. h., bestimmte Kohlenhydrate werden schlecht (= mal-) im Dünndarm aufgenommen (= absorbiert). Aus diesem Umstand resultieren nicht zwingend Symptome. Erst wenn eine Malabsorption vorliegt, die Symptome verursacht, sprechen wir von Intoleranz. Gemeint sind eigentlich immer die Milchzuckerunverträglichkeit (Laktoseintoleranz) und/oder Fruchtzuckerunverträglichkeit (Fruktosemalabsorption). Von der Fruktosemalabsorption unterschieden werden muss die hereditäre (erbliche) Fruktoseintoleranz. Oft werden beide Begriffe synonym verwendet, aber richtig ist das nicht.

> Der Begriff Fruktoseintoleranz beschreibt eine sehr schwere, erbliche Fruktosestoffwechselstörung, die auf einem Enzymmangel beruht und bereits bei Kindern auftritt. Es fehlt das Enzym Fruktose-1-Phosphat-Aldolase, welches wichtig für den Fruktoseabbau in der Leber ist. Betroffene dieses Enzymmangels können schwere Leber- und Nierenschädigungen und Unterzuckerungen erleiden. Das Problem besteht also nicht im Darm wie bei der Fruktosemalabsorption, sondern erst später in der Leber. Die hereditäre Fruktoseintoleranz verursacht auch keine typischen Reizdarmbeschwerden (und wird auch nicht erst im Erwachsenenalter erkannt).

Widmen wir uns nun wieder der Fruktosemalabsorption. In einem Kollektiv von 2300 Patienten, die sich mit unklaren Bauchschmerzen in der Charité zu Berlin vorstellten, litten ca. 2/3 an einer Fruktosemalabsorption und 1/3 an einer Laktoseintoleranz. Beides ist also häufig. Wenn man bedenkt, dass die meisten Symptome verschwinden, wenn Frucht- oder Milchzucker in der Ernährung reduziert werden, dann versteht man, dass das unbedingt untersucht werden sollte. Die Unverträglichkeiten äußern sich übrigens nicht nur als Magen-Darm-Beschwerden, sondern können auch Müdigkeit, Schwindel oder Kopfschmerzen verursachen.

Blick in den Dünndarm
Alle Nährstoffe werden im Dünndarm über die Schleimhaut aufgenommen. Damit dies im großen Stil geschehen kann, ist die Oberfläche der Dünndarmschleimhaut enorm groß und in Falten gelegt. Das sieht etwas „zottelig" aus und heißt daher auch Dünndarmzotten (Abb. 2.3).

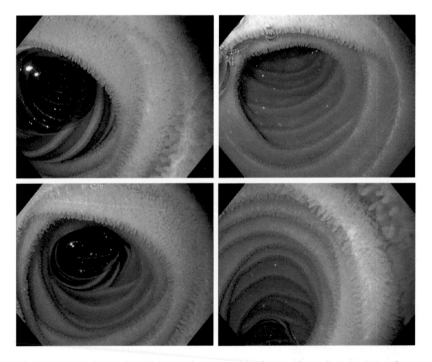

Abb. 2.3 Endoskopische Sicht auf einen Abschnitt des oberen Dünndarms (Zwölffingerdarm) mit gut ausgebildeten Darmzotten. (Rechte bei M. Goebel-Stengel)

Nährstoffe müssen vor der Aufnahme über die Darmschleimhaut so zerlegt werden, dass sie diese durch kleinste Öffnungen gut passieren können. Beim Doppelzucker (Disaccharid) Laktose hilft das Enzym Laktase, welches Laktose in Glukose und Galaktose spaltet, die problemlos die Schleimhaut passieren können. Das Enzym Laktase sitzt innerhalb der Zotten. Die Fruktose ist schon ein Einzelzucker (Monosaccharid) und wird über Transporter in den Zotten in die Zellen transportiert.

Laktoseintoleranz

Bei Menschen mit Laktoseintoleranz kann Laktose nicht in ausreichender Menge gespalten werden, weil es am Enzym Laktase fehlt. Dies ist genetisch und evolutionär bedingt. Babys sind dafür gemacht, Laktose in der Muttermilch zu verdauen. Diese Körperfunktion verliert sich jedoch mit der Zeit, weil wir mit zunehmendem Alter andere Energiequellen nutzen. In manchen erwachsenen Bevölkerungsgruppen ist sie komplett verschwunden, in anderen durch Genmutation doch noch erhalten. Das liegt an der Milchwirtschaft, die zwar in Nord- und Mitteleuropa noch weit verbreitet ist, aber abnimmt, je weiter südlich man kommt. Das erklärt, weshalb die Laktoseintoleranz von Nord nach Süd auf der Erdkugel zunimmt. Eigentlich ist das, was von uns als „das Normale" angenommen wird, nämlich Laktose auch als Erwachsener zu vertragen, ursprünglich genetisch nicht vorgesehen. Aber vermutlich brachte es Überlebensvorteile, auch im Erwachsenenalter Milch- und Milchprodukte verstoffwechseln zu können, da sie Energie und Vitamine tragen. War die Laktoseintoleranz vor 100 Jahren in Deutschland kaum bekannt, ist sie jetzt aufgrund von Migration überall auf der Welt zu finden. Aber auch leicht zu behandeln. Laktosearm oder gar -frei kann sich jeder ernähren.

Ziegen-, Schafs- oder Pferdemilch enthält ähnliche Mengen Laktose wie Kuhmilch. Aufgrund ihres niedrigen Laktosegehalts können fermentierte Milchprodukte meistens symptomlos konsumiert werden.

Interessant ist in diesem Zusammenhang, dass auch laktoseintolerante Menschen eine Restaktivitität der Laktase von ca. 5–10 % im Dünndarm

> aufweisen, die es ermöglicht, kleine Mengen Milch (wir sprechen von 120–240 ml!), problemlos zu verstoffwechseln. Das bedeutet: Ihre Milch im Kaffee macht bei langsamem Trinken keine Beschwerden!

Sie können natürlich trotzdem laktosefreie Milch trinken. Die schmeckt immer etwas süßer, weil die Laktose schon aufgespalten ist. Es gibt auch Medikamente, bei deren Herstellung Milchzucker verwendet wird. Gut zu wissen: Diese kleinsten Spuren Laktose verursachen nie Beschwerden, obwohl das manchmal von Patienten angenommen wird.

Wenn Laktose also nicht gespalten und aufgenommen wird, dann verbleibt sie im Dünndarm und wandert weiter in den Dickdarm, wo sie von Bakterien zersetzt wird, was zu Gasbildung und Durchfall führen kann.

Fruktosemalabsorption

Fruktose wird über zwei verschiedene Transporter aus dem Dünndarm in die Zellen geschleust. Sie heißen Natrium-Glukose-Co-Transporter 1 (SGLT1) und Glukose-Transporter 5 (GLUT5). Hier bestimmt die Nachfrage das Angebot: je mehr Fruktose aufgenommen wird (d. h. Transportmöglichkeit nachgefragt wird), desto mehr Transporter werden bereitgestellt (angeboten). Dieses Prinzip funktioniert aber nicht bei allen. Deshalb gibt es Menschen, die nicht genügend Transporter haben und darum nicht die komplette durch Nahrung zugeführte Fruktose in die Zelle schleusen können. Wenn zu viel Fruktose auf einmal gegessen oder getrunken wird, z. B. im Fall eines Smoothies oder einer Cola (viel Fruchtzucker in flüssiger Form), ist die Transportkapazität kurzzeitig überschritten. In der Folge wird Fruktose nicht aufgenommen, verbleibt im Dünndarm und wandert weiter in den Dickdarm, wo sie in gleicher Weise wie Laktose von Bakterien zersetzt wird, was zu Gasbildung und Durchfall führen kann.

> Die tägliche Aufnahme an Fruktose ist heute im Vergleich zu Daten aus den 1970er Jahren bis zu 1000-mal höher. 60–100 g Fruktoseaufnahme am Tag sind keine Seltenheit. Um eine Relation herzustellen: 50 g Fruktose

sind in ungefähr 750 g Weintrauben enthalten. Säfte und Erfrischungsgetränke enthalten neben Traubenzucker (Glukose) auch noch Fruktose,
und davon 50 % mehr als Glukose. Im Durchschnitt enthält Saft ca. 46 g
Fruktose pro Liter und Erfrischungsgetränke ca. 50 g/Liter. Der „Durch-
schnittsdarm" kann ca. 20 g Fruktose auf einmal aufnehmen. Alles
darüber hinaus ist einfach zu viel und kann Symptome verursachen.

Es stellt sich also die Frage, ob die Fruktosemalabsorption nur auftritt,
weil der Zuckerkonsum deutlich gestiegen ist. Eventuell stellt sie sogar
einen Schutzmechanismus dar, denn Menschen, die weniger Fruktose
aufnehmen, leben definitiv gesünder.

Hoher Fruktosekonsum geht einher mit erworbenem Diabetes, Fettstoff-
wechselstörungen, Fettleibigkeit und Fettleber, die als eine der wesent-
lichen Vorstufen zum Leberkrebs gilt. Die künstliche Fruktoseaufnahme
einzuschränken, zahlt sich also gesundheitlich aus.

**Was passiert mit Fruktose und Laktose auf dem Weg zum und im
Dickdarm?**
Sie sind osmotisch aktiv, d. h., sie führen zu einem Wassereinstrom
in den Darm. Bakterien im Dickdarm fressen alles, was ankommt.
Durch eigene Stoffwechselprozesse zersetzen sie Fruktose und Laktose
und bilden dabei gasförmige Stoffe wie Schwefelwasserstoff, Methan,
Kohlendioxid oder Wasserstoff. Das vermehrte Wasser macht sich als
Durchfall bemerkbar. Mehr Gasbildung führt zu Blähungen und Darm-
dehnung zu Schmerzen.

Wasserstoffatemtest
Die Untersuchungsmethode einer Laktose- oder Fruktoseunverträglichkeit macht sich die bakterielle Zersetzung der Zuckermoleküle zunutze,
wobei auch Wasserstoff gebildet wird. Dieser kann in der Atemluft
gemessen werden und ist desto höher, je mehr Fruktose oder Laktose
(als Testsubstanz) im Dickdarm ankommen (Abb. 2.4).
  Die Testperson muss morgens nüchtern eine Lösung aus Wasser
und dem Testzucker, also Fruktose oder Laktose trinken. Hierzu muss

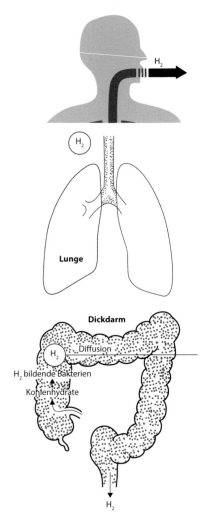

Abb. 2.4 So funktioniert der Atemtest: Die Testsubstanz (Zucker, ein Kohlenhydrat) wird getrunken. Das, was nicht im Dünndarm aufgenommen wird, landet im Dickdarm. Dort wird es von Bakterien zersetzt. Dabei wird Wasserstoff frei. Dieser kann sich frei im Körper bewegen und kann somit über die Lungen abgeatmet werden. In der Ausatemluft kann er dann gemessen werden. Der Test wird in gastroenterologischen Praxen angeboten

die Testperson wirklich lange vorher nüchtern bleiben, länger als 12 Stunden. Vor dem Trinken und danach werden in regelmäßigen Abständen, etwa alle 15–30 Minuten, Atemproben genommen, die den Gehalt an Wasserstoff in der Ausatemluft messen. Der Test dauert ca. 3 Stunden. Ist der Gehalt an Wasserstoff hoch und treten nach dem Trinken typische Beschwerden auf, liegt eine entsprechende Unverträglichkeit vor. Während des Tests darf weder gegessen, getrunken noch geraucht werden. Außerdem muss er in ruhiger Position durchgeführt werden, da das Ergebnis sonst verfälscht werden kann.

> Diese Untersuchung sollte nie direkt nach einem Magen-Darm-Infekt, einer Antibiotikaeinnahme oder Darmspiegelung (Koloskopie) durchgeführt werden, da das Testprinzip auf dem Vorhandensein von Darmbakterien beruht.

Sowohl bei der Einnahme von Antibiotika als auch bei der Vorbereitung zur Darmspiegelung oder nach Magen-Darm-Infekten kommt es vor, dass unsere körpereigene Darmflora durcheinandergebracht wird oder teilweise verschwindet. Dann dauert es ein paar Wochen, bis wieder alles beim Alten ist. Bei manchen Menschen äußert sich dieses Bakteriendurcheinander als Durchfall. Mediziner nennen diesen harmlosen Zustand antibiotika-assoziierten Durchfall. Er verschwindet meist von selbst mit Absetzen des Antibiotikums. Manche Menschen essen in der Zeit vorsorglich mehr Joghurt in der Hoffnung, sich ein paar gute Bakterien zuzuführen. Manchmal werden auch gleich vom Arzt zusätzlich Probiotika verordnet. Mit dem Joghurt ist es so eine Sache. Bei Unterbrechung der Kühlkette (beim Einkaufen) ist es möglich, dass die Menge an Bakterienkulturen im Joghurt stark schwankt. Der Glaube daran, sich etwas Gutes zu tun, ist trotzdem hilfreich.

Bei der Vorbereitung zur Darmspiegelung kommt es vor, dass Reizdarmbeschwerden nach der Darmspiegelung einige Tage oder Wochen komplett verschwunden sind. Dies liegt vermutlich tatsächlich daran, dass die Bakterien im Darm einmal komplett eliminiert wurden.

Scheinen unsere Bakterien doch eine größere Rolle für unsere Darmgesundheit zu spielen? Mehr dazu erfahren Sie in Abschn. 4.6.

Bluttests zur Ermittlung einer Laktoseintoleranz lohnen sich weniger. Beim oben beschriebenen Atemtest ist ein wesentliches Merkmal die Provokation mit dem Zucker und mögliche Symptome. Wer beim Test keine Symptome hat, leidet auch nicht darunter. Gentests zur Abschätzung der Laktaseaktivität hingegen sagen nichts darüber aus, wie gut bzw. schlecht die Laktase wirklich im Körper arbeitet. Sie geben also nur einen groben Hinweis.

Patientenbeispiel: Matthis (25 Jahre)

Matthis hat seit 6 Monaten Durchfall und Bauchschmerzen. Jetzt riet ihm seine Freundin, das untersuchen zu lassen. Der Hausarzt machte einen Diagnostikplan für Matthis und entschied sich dafür, zunächst einen Laktose- und Fruktoseatemtest durchführen zu lassen und danach die Magen- und Darmspiegelung zu ergänzen. Die Idee, dass Matthis Beschwerden etwas mit Milch zu tun haben könnten, kam ihm noch nicht vorher, aber jetzt ließ er einfach Milchprodukte weg. Tatsächlich war der Durchfall fast schlagartig weg. Er ging zum Laktoseatemtest und dort zeigte sich, dass er tatsächlich eine Laktoseintoleranz hatte. Während des Atemtests stiegen die Wasserstoffwerte deutlich an. Außerdem bekam er schon während der Untersuchung Bauchschmerzen und musste mehrfach auf die Toilette rennen, eigentlich genau die gleichen Beschwerden, die er schon kannte. Die Ärztin riet dann zusätzlich noch zum Fruktose-Atemtest, weil es häufiger vorkommt, dass beide Unverträglichkeiten vorliegen. Beim Fruktose-Atemtest hatte er aber keine Beschwerden und auch die Testwerte blieben normal. Eine Magen- und Darmspiegelung wurde dann nicht gleich durchgeführt. Die Gastroenterologin riet ihm erstmal, weiter auf Milchprodukte zu verzichten oder auf laktosefreie Produkte auszuweichen. Sollten dennoch weitere Beschwerden bestehen, könne man die Magen-/Darmspiegelung immer noch ergänzen. Glücklicherweise ging es Matthis weiterhin gut. Auf Laktose verzichtete er nun komplett. Zu besonderen Anlässen gönnte er sich mal ein Stück Sahnetorte, dann nahm er aber vorher Laktasetabletten ein, damit ging es dann. Und wenn er doch mal schnell aufs Klo rennen musste, wusste er wenigstens warum. Ein Reizdarmsyndrom hatte er nicht, nur die Laktoseintoleranz.

Bakterielle Fehlbesiedlung des Dünndarms

Mit dem gleichen Verfahren der Messung von Wasserstoff kann auch die Diagnose einer bakteriellen Fehlbesiedlung des Dünndarms (SIBO, „small intestinal bacterial overgrowth") gestellt werden. Darunter versteht man eine bakterielle Falschbesiedlung des Dünndarms mit mehr als 10^5 Keimen pro Milliliter. Der Goldstandard, also die beste Methode, das zu messen, wäre, eine Kultur aus Dünndarmsaft (abgenommen während der Magenspiegelung) anzulegen und Bakterien zu zählen. Da das nicht so praktikabel ist, zählt auch der Wasserstoff-Atemtest mit Glukose als gute Testmethode. Die Symptomatik der bakteriellen Fehlbesiedlung des Dünndarms ist vielfältig und kann sich sowohl durch Durchfall mit Blähungen als auch in anderen Symptomen wie Fatigue (extreme Müdigkeit) oder Gewichtsverlust äußern. Die bakterielle Fehlbesiedlung des Dünndarms sollte auch als Differenzialdiagnose des Reizdarmsyndroms in Betracht gezogen werden. Sie tritt überwiegend bei Patienten mit voroperiertem Bauch auf, also z. B. nach Gallenblasenentfernung oder Darmoperationen und auch öfter bei älteren Menschen. Interessanterweise ist auch sie, wie die mikroskopische Colitis (siehe unten) mit einem Verlust an Gallensäuren vergesellschaftet.

2.4 Stoffwechselassoziierte Erkrankungen

Gallensäureverlustsyndrom

Das Gallensäureverlustsyndrom (oder auch chologener Durchfall) wird in Deutschland unterschätzt. In den USA beispielsweise gibt es Leitlinien zur Diagnostik und Behandlung, hierzulande kaum Richtlinien, sodass diese Erkrankung kaum bekannt ist, was dazu führt, dass die Patienten nicht adäquat behandelt werden. Es gibt Hinweise darauf, dass ein beträchtlicher Teil der Patienten mit Reizdarmsyndrom und vorherrschend Durchfall eigentlich ein Gallensäureverlustsyndrom hat (oder beides). Daher gehen wir an dieser Stelle besonders darauf ein, da es, wenn diagnostiziert, eine wirkungsvolle Therapie gibt, die den einen oder anderen von seinen Durchfällen befreien könnte.

Wie unterscheiden sich Patienten mit Gallensäureverlustsyndrom von solchen mit Durchfall-Reizdarmsyndrom?

Das ist gar nicht so einfach. Ein Hinweis könnte sein, dass der Durchfall bei Gallensäureverlustsyndrom auch nachts auftreten kann, was für Patienten mit Reizdarmsyndrom eher untypisch ist. Es gibt auch einige Patienten, die berichten, dass es gleich morgens nach dem Aufstehen zu starkem wässrigen Durchfall kommt. Um zu verstehen, wie es zu einem Verlust an Gallensäuren kommen kann, die einen Durchfall nach sich ziehen, muss man sich den Stoffwechsel der Gallensäuren anschauen. Diese werden in der Leber aus Cholesterin produziert, in der Gallenblase zwischengespeichert und in den Zwölffingerdarm abgegeben, um bei der Fettverdauung zu helfen. Aufgrund ihrer chemischen Eigenschaften können sie nämlich fettlösliche Nahrungsbestandteile und manche Vitamine aufnehmen. Spannend ist, dass fast die gesamten abgegebenen Gallensäuren wieder aufgenommen, also recycelt werden – der Darm arbeitet also schon seit jeher nachhaltig. Nur ein verschwindend kleiner Teil der Gallensäuren geht tatsächlich über den Stuhl verloren und muss von den Leberzellen neu gebildet werden. Dieses Recycling der Gallensäuren geschieht im unteren Dünndarm, im Ileum. Je mehr aufgenommen wird, desto weniger muss gebildet werden, was umgekehrt genauso funktioniert.

Daraus folgt, dass es verschiedene Mechanismen gibt, wo dieses System gestört sein kann.

Mögliche Systemstörungen

1. **Zu wenige Gallensäuren:** Gallensäuren gehen verloren, weil sie nur ungenügend wiederaufgenommen werden können und die Leber nicht genug nachbildet. Dies könnte der Fall sein, wenn eine Erkrankung des Ileums (letzter Teil vom Dünndarm) vorliegt oder dieses gar weg-operiert wurde.
2. **Zu viele Gallensäuren:** Es werden zu viele Gallensäuren gebildet, und die Wiederaufnahmekapazität im Ileum ist überschritten. Die Ursache ist genetisch. Dieser Zustand kann in jedem Alter auftreten. Das Zuviel an Gallensäuren wird ausgeschieden.
3. **Andere Erkrankungen:** Es liegen andere assoziierte Erkrankungen vor, die in irgendeiner Art und Weise die Wiederaufnahme der Gallensäuren beeinflussen könnten. Beispiele dafür gibt es viele. Exemplarisch werden vor allem solche genannt, die in diesem Buch auch näher beschrieben werden, wie die Zöliakie, bakterielle Fehlbesiedlung des

Dünndarms, mikroskopische Colitis, chronische Bauchspeicheldrüsen-
entzündung oder eine vorausgegangene Gallenblasenentfernung.
Gerade nach einer Gallenblasenoperation hat sich gezeigt, dass >50 %
der Patienten mindestens einen mittelschweren Gallensäureverlust
hatten. Je schwerwiegender der Verlust an Gallensäuren, desto besser
ist das Therapieansprechen.

Diagnosestellung

Das Standardverfahren zur Diagnosestellung ist ein nuklear-
medizinischer Test, welcher in anderen Ländern deutlich weiter verbreitet ist als in Deutschland. Es gibt aber auch Stuhl-, Blut- und
Atemtests, die theoretisch anwendbar wären. Die fehlende Verfügbarkeit oder Unkenntnis der Tests führt dazu, dass Ärzte beim Verdacht
auf ein Gallensäureverlustsyndrom einfach versuchsweise Gallensäuren-
Komplexbildner geben wie Colestyramin (von der Arzneimittelbehörde
für die Behandlung dieser Erkrankung zugelassen) oder Colesevelam
(für die Therapie dieser Erkrankung nicht zugelassen). Auf Mangel-
zustände und Wechselwirkungen mit anderen Medikamenten muss bei
der Therapie geachtet werden. Eine Ernährungsberatung empfiehlt sich.

Da Studien darauf hinweisen, dass bis zu 30 % der Patienten mit Durch-
fall-prädominantem Reizdarmsyndrom eigentlich ein Gallensäureverlust-
lustsyndrom aufweisen, stellt diese Erkrankung wirklich eine relevante
Differenzialdiagnose bei langwierigem wässrigen Durchfall dar.

Exokrine Pankreasinsuffizienz

Die Bauchspeicheldrüse (Pankreas) hat zwei wesentliche Funktionen:
die Bildung und Freisetzung von Insulin und die Bildung und Abgabe
von Verdauungssäften. Während Insulin direkt in das Blut abgegeben
wird, werden die Verdauungssäfte über einen Ausführungsgang in den
Zwölffingerdarm abgegeben. Damit sich die Bauchspeicheldrüse mit
ihren Säften nicht selbst verdaut, werden die Fermente als inaktive Vorstufen abgegeben, die erst im Zwölffingerdarm wirksam sind. Pankreas-
fermente brauchen wir für die Spaltung von Nahrungsbestandteilen, die
Voraussetzung für deren Aufnahme ist.

Werden nicht genügend Fermente gebildet oder aktiviert, kann es zu einer eingeschränkten Verdauung kommen. Typisch sind volumenreiche, übelriechende Fettstühle, die allerdings erst auftreten, wenn >90 % der Bauchspeicheldrüse zerstört, wegoperiert oder nicht mehr funktionsfähig sind. Auch eine Gewichtsabnahme kann auftreten.

> Die Pankreasinsuffizienz stellt also eine Differenzialdiagnose bei Durchfall dar und sollte bei entsprechenden Hinweisen vom Arzt ausgeschlossen werden. Hierzu eignet sich eine Stuhlanalyse. Manche Kliniken bieten auch einen kohlenstoffbasierten Atemtest (*nicht* wasserstoffbasiert wie bei der Fruktose- oder Laktoseunverträglichkeit) an. Die Behandlung besteht aus einer künstlichen Zufuhr an Pankreasenzymen.

2.5 Dickdarmassoziierte Erkrankungen

Divertikelkrankheit
Divertikel sind Ausstülpungen der Darmschleimhaut durch muskelschwache Lücken der Dickdarmwand. Sie treten nicht bei jedem auf. Im „jugendlichen" Darm sind sie nicht vorhanden, können sich aber mit der Zeit entwickeln. Studien haben ergeben, dass ab dem 70. Lebensjahr vermutlich mindestens jeder Zweite Divertikel hat. Aus welchem Grund sie sich entwickeln, ist Gegenstand der Forschung. Diskutiert werden Veränderungen in der Darmwandarchitektur, beispielsweise stärkere Muskelschicht oder schwächeres Bindegewebe sowie ein verändertes Darmnervensystem und genetische Aspekte.

Wer bekommt Divertikel?
Divertikel zu haben bedeutet jedoch nicht zwangsläufig, darunter zu leiden. Die meisten wissen es vermutlich gar nicht. Es gibt eine Reihe von Risikofaktoren, die eher mit der Divertikelbildung und auch Divertikelkrankheit in Zusammenhang gebracht wurden: Dazu gehören Konsum von Alkohol und Nikotin sowie Übergewicht bzw. Fettleibigkeit. Menschen, die sich gesund ernähren, also rotes Fleisch meiden, viele Ballaststoffe, Obst, Gemüse und Hülsenfrüchte essen und

körperlich aktiv sind, neigen nicht bzw. weniger zu Divertikeln. Deren Entstehung ist also doch zu einem gewissen Grad beeinflussbar.

Problematisch wird es dann, wenn sich die Divertikel entzünden. Die Schleimhaut des Divertikels ist schlechter durchblutet und darin können sich Essensreste sammeln. Diese Entzündung kann nur auf das Divertikel begrenzt sein, aber auch auf andere Darmabschnitte oder das Bauchfell übergreifen. Das macht noch mehr Schmerzen, Fieber und Entzündungszeichen und wird irgendwann gefährlich. Deshalb erfolgt die Behandlung mit Antibiotika und manchmal muss sogar operiert werden.

Es gibt aber auch Menschen, die vergleichsweise milde Beschwerden aufgrund ihrer Divertikel haben, die einem Reizdarmsyndrom ähnlich sind. Das nennt man dann die symptomatische unkomplizierte Divertikelkrankheit. Typisch sind Schmerzen im linken Unterbauch, im Bereich des Krummdarms (Abb. 2.5), 10–20 % haben aber auch im rechten Unterbauch Beschwerden und bei Asiaten ist immer häufiger der rechtsseitige Dickdarm (Blinddarm und aufsteigender Darm, Abb. 2.5) betroffen. Warum das bei Asiaten anders ist, wissen wir nicht.

Oft stehen die Beschwerden in Zusammenhang mit Blähungen und Veränderung des Stuhlgangs und zeigen Besserung nach dem Stuhlgang. Also eigentlich die drei typischen Symptome, die auch den Reizdarm definieren! Man kann jetzt darüber diskutieren, ob es sich eher um ein Reizdarmsyndrom handelt bei zusätzlich bestehenden Divertikeln oder um reizdarmähnliche Symptome im Rahmen der bestehenden Divertikulose als eigenständige Erkrankung.

Wie kann man die Divertikelkrankheit vom Reizdarmsyndrom unterscheiden?
Zur Unterscheidung eignet sich die körperliche Untersuchung. Bei der akuten Divertikelkrankheit kann der Schmerz oft relativ gut lokalisiert werden, während dies beim Reizdarm nicht möglich ist. Außerdem unterscheiden sich die Patienten im Alter, welches bei der Divertikelkrankheit eher jenseits der 60 liegt, während Patienten mit Reizdarmsyndrom eher jünger sind. Es gibt einen Entzündungsmarker, der sich bei entzündetem Darm im Stuhl nachweisen lässt, das Calprotectin. Hier gibt es Hinweise darauf, dass dieser Wert, wenn erhöht, eher auf eine Divertikelentzündung als auf ein Reizdarmsyndrom hinweist.

In beiden Fällen haben die Patienten jedoch eine eingeschränkte Lebensqualität sowie Beschwerden, die es zu lindern gilt.

Klärung durch Darmspiegelung

Ob jemand Divertikel hat oder nicht, zeigt sich in der Dickdarmspiegelung. Bei den meisten treten Divertikel gleich zu Beginn der Spiegelung im sogenannten Sigma, einem S-förmig gewundenen Darmabschnitt auf. Es gibt aber auch genug Menschen, die im gesamten Dickdarm mehr oder weniger Divertikel aufweisen. Alle Bereiche können, müssen aber keine Beschwerden machen. Die Therapie orientiert sich an den führenden Symptomen.

Die Abb. 2.5 stellt den Magen-Darm-Trakt von der Speiseröhre bis zum Mastdarm dar.

Chronisch entzündliche Darmerkrankungen

Sie fassen die Colitis ulcerosa und die Crohn-Krankheit (Morbus Crohn) zusammen. Es handelt sich um autoimmune Erkrankungen,

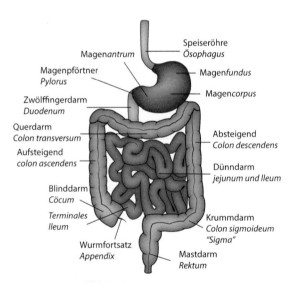

Abb. 2.5 Der Magen-Darm-Trakt von der Speiseröhre bis zum Mastdarm

also Abwehrreaktionen gegen den eigenen Körper, die eher bei jüngeren Erwachsenen und auch bei Kindern erstmalig auftreten können. Die Ursachen dieser und anderer Autoimmunerkrankungen wie der rheumatoiden Arthritis oder Schuppenflechte (Psoriasis) scheinen genetisch festgelegt, aber auch durch Umweltfaktoren bedingt zu sein. Es kommt vermutlich zu einem Eindringen von Bakterien durch die Darmschleimhaut, die z. B. nach einem Magen-Darm-Infekt noch etwas durchlässig sein kann. Zusätzlich scheint das Immunsystem besonders stark zu reagieren. Beides zusammen führt zu Geschwüren und Vernarbungen der Schleimhaut und Wände des Magen-Darm-Trakts, was sich dann in den typischen Symptomen kolikartige Bauch-schmerzen und Durchfälle äußert.

> Die Symptome ähneln also denen des Reizdarmsyndroms, unterscheiden sich jedoch bei Morbus Crohn und Colitis ulcerosa etwas. Zusätzlich können weitere Alarmsymptome auftreten, nämlich blutiger oder schleimiger Stuhlgang, Gewichtsabnahme und Fieber oder erhöhte Temperatur.

Ein Drittel der Betroffenen leidet unter weiteren extraintestinalen, also nicht primär den Darm betreffenden Symptomen, z. B. an Haut, Leber, Augen oder Gelenken. Letztendlich führt die Spiegelung des oberen und unteren Verdauungstraktes mit mikroskopischer Aufarbeitung von entnommenen Schleimhautproben zur Diagnose. Wie der Name schon sagt, handelt es sich um chronische Erkrankungen, die schubweise ver-laufen. Eine komplette Entfernung des Dickdarms heilt zwar die Colitis ulcerosa, ist aber bei Morbus Crohn nicht zielführend. Die Therapie bei beiden Erkrankungen besteht aus einer Kombination aus Medika-menten, Ernährungs- und psychosomatischer Therapie zur Linderung der Symptome und damit Erhaltung bzw. Wiederherstellung der Lebensqualität.

Mikroskopische Colitis

Die mikroskopische Darmentzündung (sogenannte Colitis) tritt vor allem bei älteren und weiblichen Patienten auf. Warum gerade dieser Personenkreis häufiger erkrankt, ist unklar.

Die mikroskopische Colitis kann nur mittels Proben bei der Darmspiegelung diagnostiziert werden und ist mit Medikamenten gut zu behandeln. Sie äußert sich durch starke wässrige Durchfälle, die oftmals von den Patienten kaum gehalten werden können. Studien weisen darauf hin, dass es zusätzlich eine Assoziation mit dem sogenannten Gallensäureverlustsyndrom (siehe oben) gibt, sodass es möglicherweise Sinn macht, beides zu therapieren.

Tabuthema Inkontinenz
Das Tabuthema der Stuhlinkontinenz wird häufig gar nicht angesprochen. Normalerweise sollten Winde oder wässrige Stuhlgänge zu halten sein. Eine Beckenbodenschwäche kommt jedoch öfter vor, als erzählt wird. Risikofaktoren hierfür sind vorausgegangene vaginale Geburten (also normale Entbindungen), da sie häufig mit Verletzungen im Bereich des Beckenbodens einhergehen oder dieser stark beansprucht wurde und sich selten hundertprozentig erholt. Die Inkontinenz ist etwas, das nur sehr selten von den Patienten selbst angesprochen wird. Manchmal klagen die Patienten über Durchfall. Eigentlich liegt aber eine Stuhlinkontinenz vor oder beides. Scheinbar ist es gesellschaftlich eher erträglich, über Durchfall zu klagen als eine Inkontinenz zuzugeben. Die Dunkelziffer an Patienten, die unter Inkontinenz leiden, ist entsprechend hoch. Dabei kann auch hier Abhilfe geschaffen werden (siehe auch Abschn. 2.6, Beckenbodendysfunktion).

Eher seltene Differenzialdiagnosen
Es gibt viele weitere eher seltene Differenzialdiagnosen wie Durchblutungsstörungen oder Bewegungs(Motilitäts-)störungen des Darms.

2.6 Stütz- und bindegewebsassoziierte Erkrankungen

Beckenbodendysfunktion
Sie stellt eine Untergruppe der Bewegungsstörungen (sogenannte Motilitätsstörungen) dar. Solche Bewegungsstörungen können ohne

erkennbare Ursache oder infolge anderer Erkrankungen auftreten. Als zeitweise Motilitätsstörung, die von selbst wieder aufhört, kennen Sie vielleicht die verlangsamten Darmbewegungen bei einer Verstopfung. Und jetzt stellen Sie sich das Ganze chronisch vor, also ständig einen viel zu langsam arbeitenden Darm. Abführmittel helfen nur begrenzt oder gar nicht. Betroffene verbringen täglich Stunden auf der Toilette.

Für die Darmbewegung arbeiten zentrales Nervensystem, Darmnervensystem und Darmmuskeln zusammen. Ursache kann daher eine Störung auf jeder Ebene sein. Das Zusammenspiel von Darm und Hirn wird als Darm-Hirn-Achse bezeichnet und Sie können im Abschn. 1.5 nochmal Näheres dazu nachlesen.

> Die meisten bekannten Motilitätsstörungen, die differenzialdiagnostisch in Erwägung gezogen werden müssen, verursachen alle eine schwere Verstopfung. Die sekundären (Folge-)Störungen, z. B. im Rahmen einer Zuckerunverträglichkeit oder eines Gallensäureverlustsyndroms gehen eher mit Durchfall einher, die Bewegung ist also gesteigert.

Grundlage der Diagnostik bilden wie immer Anamnese, körperliche und rektale Untersuchung und dann die Darmspiegelung mit Probenentnahme (hierbei sollte aber eine konkrete Fragestellung formuliert werden) sowie bildgebende Verfahren, die starke Dehnungen des Dick- oder Enddarms nachweisen. Manchmal können Druckmessungen (anorektale Manometrie) im Enddarmbereich mehr Aufschluss geben.

Beckenbodendyssynergie

Sie beschreibt eine gänzlich unmögliche oder zumindest eingeschränkte Entleerung beim Versuch, Stuhlgang zu haben. Die Patienten pressen wie verrückt, aber es passiert nichts. Ein anatomisches Hindernis gibt es nicht. Ursache ist eine mangelnde Koordination des Beckenbodens, die unbewusst abläuft. Betroffen sind eher Frauen. Was Beckenbodenprobleme oder -schwäche angeht, sind Frauen immer etwas häufiger betroffen.

Der Beckenboden

Wenn wir vom Beckenboden sprechen, dann meinen wir dessen Muskeln und Muskelfaszien sowie das dazwischenliegende Binde-gewebe und auch die Nerven und Nervengeflechte, die besonders zahl-reich vorhanden sind. Schichtförmig angeordnete Muskeln kleiden das Innere des schalenförmigen Beckens unten aus. Sie umschlingen den Enddarm sowie Harnröhre und Vagina bei der Frau. Bei Frauen ist also mit dem Durchtritt der Vagina schon eine Schwachstelle mehr vorhanden als bei Männern. Das weibliche Becken ist breiter angelegt und alles ist elastischer, weil es dafür ausgelegt ist, sich zur Geburt zu dehnen. Zudem wird der weibliche Beckenboden besonders angestrengt durch Schwangerschaft (er muss immer das ganze Gewicht tragen und in der Schwangerschaft noch ein paar Kilo mehr) und dann die natür-liche Geburt, die wirklich eine Zerreißprobe im wahrsten Sinne des Wortes darstellt. Der Beckenboden ist meistens angespannt, da er die inneren Organe an Ort und Stelle halten muss und auch dadurch zur Körperhaltung beiträgt. Besonders schnell muss sich der Beckenboden anspannen, wenn wir plötzlich husten oder niesen müssen. Es baut sich nämlich innerhalb kurzer Zeit ein Riesendruck im Körperinneren auf. Beim Wasserlassen oder Stuhlgang hingegen müssen sich die Muskeln gezielt entspannen, sonst kommt nichts. Aber auch während des Geburtsvorgangs, wenn das Kind durchtritt, oder beim Geschlechtsver-kehr kommt es zu einer Entspannung.

Beckenbodenschwäche

Ist es Ihnen schon mal passiert, dass Sie beim Niesen plötzlich gepupst haben? Oder beim Lachen den Urin nicht mehr halten konnten? Das ist ein Zeichen dafür, dass der Beckenboden in diesem Moment nicht ausreichend angespannt war. Einmal ist keinmal. Es gibt aber viele Menschen, die immer unter solch einer Form der Inkontinenz bei Belastung leiden. Und Inkontinenz ist nicht nur ein Problem, das Frauen betrifft. Die Inzidenz in der Gesamtbevölkerung wird auf 1,5 % geschätzt. In Pflegeheimen liegt sie jedoch mit bis zu 50 % deutlich höher. Nur ein Drittel der Betroffenen erwähnt die Problematik beim Arzt. Die Schweregrade der Urininkontinenz stellt Tab. 2.2 dar.

Tab. 2.2 Schweregrade der Inkontinenz

Schweregrad Harninkontinenz	Urinverlust		Schweregrad Stuhlinkontinenz
Tröpfelinkontinenz Grad 1	<50 ml		
	50–100 ml	Fehlende Gaskontrolle	Grad 1
Grad 2	100–250 ml	Zusätzlich Verlust von flüssigem Stuhl	Grad 2
Grad 3	>250 ml	Zusätzlich Verlust von festem Stuhl	Grad 3

Bei Inkontinenz (Tab. 2.2) empfiehlt sich dringend der Besuch in einem Beckenbodenzentrum, da verschiedene Fachrichtungen, die alle mit dem Beckenboden zu tun haben, zusammenarbeiten: Gynäkologie, Urologie, Physiotherapie, Chirurgie, Gastroenterologie, Radiologie und Psychosomatik. Es gibt mittlerweile viele Therapieoptionen, mit denen eine Inkontinenz behandelt werden kann.

Patientenbeispiel: Murat (35 Jahre)

Der 35-jährige Murat schämt sich zu Hause und wäscht seine Unterhosen jetzt lieber selbst. Grund sind Stuhlreste in der Unterhose, im Volksmund Bremsstreifen genannt. Er versteht gar nicht, wieso das so oft auftritt: Er ist ein sehr hygienischer Mensch, duscht manchmal sogar zweimal täglich, wäscht sich extensiv, auch im Genital- und Analbereich. Nach dem Toilettengang, berichtet er, benutzt er normales Toilettenpapier und dann mehrere Lagen feuchtes Toilettenpapier und manchmal wäscht er noch mit Seife. Dennoch kommt es zu diesen peinlichen Spuren. Er weiß, dass sein Großvater in den letzten Jahren total inkontinent war und gewindelt werden musste. Jetzt hat er Angst, dass das Problem genetisch vererbbar sein könnte und dies die ersten Anzeichen sind. In letzter Zeit verspürt er auch einen unangenehmen Juckreiz hinten. Er vermutet, dass es durch den eher dünnen Stuhlgang zu Reizungen kommt. Deshalb stellt er sich nun beim Gastroenterologen vor. Die Untersuchungen mittels Endosonografie, also Ultraschall von innen, in diesem Fall vom Schließmuskel, ergeben keine Auffälligkeiten. Eine Inkontinenz liegt bei den Funktionsuntersuchungen nicht vor. Der Arzt beruhigt Murat: Er hat vermutlich einen eher langen Analkanal. Der Juckreiz entspricht einem Ekzem im Analbereich. Das kommt von einem Zuviel an Hygienemaßnahmen!

> Außerdem wäre es hilfreich, wenn der Stuhl etwas fester wäre, z. B. mithilfe von Flohsamenschalen. Murat ist beruhigt und versucht die Tipps, mit gutem Erfolg.

2.7 Psychosomatische Erkrankungen

Somatisierte Depression

Eine Depression kann sich nicht nur über die typische Symptomatik wie gedrückte Stimmung, Antriebsmangel und Freudlosigkeit äußern, sondern sich auch zusätzlich (und manchmal ausschließlich) über körperliche Symptome zeigen. Diese können zum Beispiel Schmerzen oder auch Verstopfung sein. Insofern lohnt es sich, auch an die Differenzialdiagnose Depression zu denken. Sollten Sie selbst den Verdacht haben, sprechen Sie es an! Es gibt einige Fragebögen zur orientierenden Untersuchung, die den Verdacht erhärten können. Auch kann zeitnah ein Psychosomatiker hinzugezogen werden. Die Diagnosestellung ist deshalb so wichtig, weil man dann natürlich deutlich besser und zielgerichteter therapieren kann.

Somatisierungsstörung

Die Somatisierungsstörung ist eine schwerwiegende Erkrankung, welche mit hohem Leid für die Betroffenen einhergeht. Letztendlich kann es hier jedwede körperliche Symptomatik geben, welche sich im Verlauf ändern und jeden nur erdenklichen Teil des Körpers betreffen kann. Diese Erkrankung gehört zu den somatoformen Störungen, es kann also keine körperliche Ursache gefunden werden, welche das Ausmaß der oftmals sehr bunten Symptomatik erklärt. Aufgrund der diffusen Symptome werden häufig eine Vielzahl von Ärzten aufgesucht und viele verschiedene Untersuchungen durchgeführt. Häufig kommen diese Patienten auch mehrfach in die Notaufnahme. Die Diagnosestellung einer Somatisierungsstörung erfolgt häufig mit sehr langer Verzögerung, im Durchschnitt erst nach über 10 Jahren. Komplizierend kommt hinzu, dass die Betroffenen auf der Suche nach anderen, z. B. entzündlichen, Erkrankungen sind und anfangs mit der psychosomatischen

Diagnose Somatisierungsstörung wenig zu tun haben wollen. Das macht dieses Krankheitsbild sowohl für Ärzte als auch Patienten herausfordernd. Dennoch kann nach Diagnosestellung eine sinnvolle und durchaus effektive Therapie angeboten werden.

Hypochondrische Störung

Den Begriff Hypochonder haben Sie bestimmt schon mal gehört, aber was bedeutet der eigentlich? Wörtlich übersetzt heißt er „unter dem Knorpel". Das kommt daher, dass man in der ganz alten Medizin glaubte, dass die Milz (sie liegt unter dem knorpeligen Rippenbogen) der Sitz der Emotionen ist. Das ist natürlich heutzutage überholt, dennoch ist der Begriff geblieben und er verweist – zu Recht – auf einen Bezug der hypochondrischen Störung zu emotionalem Erleben. Patienten mit einer hypochondrischen Störung haben – ähnlich wie solche mit einem Reizdarmsyndrom – Beschwerden in einem bestimmten Teil des Körpers. Im Vordergrund stehen aber beispielsweise nicht die Bauchschmerzen, sondern die Angst vor einer schwerwiegenden Erkrankung, z. B. Darmkrebs. Diese Angst führt im weiteren Verlauf dann durchaus auch dazu, dass zum Beispiel empfohlene Medikamente aufgrund von Angst vor Nebenwirkungen nicht eingenommen werden. Die Therapie der Wahl ist Psychotherapie, um ein besseres Verständnis von der Erkrankung zu bekommen, an der Krankheitsbewältigung zu arbeiten, aber auch die irrationalen (und womöglich andere zugrunde liegende) Ängste zu thematisieren.

Zusammenfassung

- Das Reizdarmsyndrom hat aufgrund seiner vielfältigen Symptome eine Vielzahl von sogenannten Differenzialdiagnosen, also Erkrankungen, die die Symptome auch verursachen können.
- Eine Zöliakie sollte bei Schmerzen und Durchfall auf jeden Fall ausgeschlossen werden.
- Nahrungsmittelunverträglichkeiten werden von den Betroffenen sehr häufig vermutet und bezogen auf Laktose und Fruktose sind sie auch häufig. Hier ist eine Therapie einfach.
- Echte Nahrungsmittelallergien sind hingegen selten.

- Erkrankungen des Dünndarms und der Bauchspeicheldrüse können ähnliche Symptome verursachen und sollten bei entsprechender typischer Symptomatik ausgeschlossen werden.
- Nicht zuletzt können andere Erkrankungen des Dickdarms typische Reizdarm-Beschwerden verursachen. Hier kommen dann aber meist noch andere Beschwerden dazu oder das Auftrittsalter ist für das Reizdarmsyndrom ungewöhnlich. Auch hier erfolgt Diagnostik zum Ausschluss oder eben zur Bestätigung der anderen Erkrankung, die dann auch entsprechend behandelt werden sollte.
- Inkontinenz ist häufig schambehaftet und demzufolge ist die vermutete Dunkelziffer der nicht behandelten Betroffenen mit Stuhlinkontinenz groß. Trauen Sie sich, es anzusprechen. Sie sind nicht allein und es gibt Hilfe!
- Nicht zuletzt können andere psychosomatische Erkrankungen Symptome ähnlich wie beim Reizdarmsyndrom hervorbringen. Diese Erkrankungen sollten bedacht werden und bei weiteren Hinweisen darauf auch eine – meist psychotherapeutische – Behandlung angeboten werden. Auch hier gibt es gute Behandlungschancen, je frühzeitiger die Behandlung begonnen wird, desto besser sind die Ergebnisse.

3

Was muss untersucht werden?

Wenn Ihr Arzt bei Ihnen den Verdacht auf ein Reizdarmsyndrom stellt, dann erfüllen Sie vermutlich schon mal drei der vier Definitionskriterien. (Abb. 3.1)

Zur Erinnerung:

1. Sie haben chronische Bauchschmerzen mit oder ohne Veränderungen des Stuhlgangs.
2. Das, was Sie erzählt haben, ist, nach Meinung Ihres Arztes, typisch für ein Reizdarmsyndrom.
3. Ihre Lebensqualität leidet, und
4. andere Krankheiten mit ähnlichen Symptomen wurden ausgeschlossen.

Hier stellt sich dann meist die Frage: Wurde wirklich alles ausgeschlossen? Wurden schon alle notwendigen Untersuchungen gemacht? Was, wenn wir etwas übersehen haben? Die letzte Darmspiegelung ist schon wieder ein Jahr her. Sollten wir die nicht lieber wiederholen? Was ist mit Computertomografie, Magnetresonanztomografie und Allergietests? Und noch eine ganz genaue Stuhlanalyse, so wie es die Heilpraktikerin erklärt hat (kostet nur leider so viel Geld!).

M. Goebel-Stengel und A. Stengel, *Ratgeber Reizdarmsyndrom,* https://doi.org/10.1007/978-3-662-64525-3_3

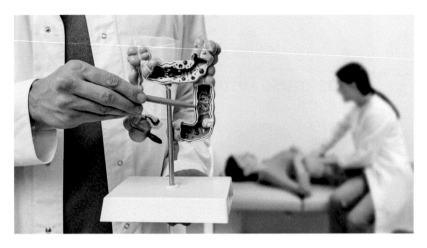

Abb. 3.1 Die Untersuchung des Darms fordert Expertise – aber welche Diagnostik ist notwendig?

Welche Untersuchungen auf jeden Fall durchgeführt werden sollten, ob und wann sich eine Wiederholung beispielsweise der Darmspiegelung lohnt und wie sinnvoll eine Stuhlanalyse ist, darüber sollen die folgenden Seiten Auskunft geben.

Eins steht aber schon fest: Wenn Ihr Arzt alle wichtigen und sinnvollen Untersuchungen durchgeführt hat und sich darüber hinaus sicher ist, dass Sie an einem Reizdarmsyndrom leiden, dann stimmt die Diagnose in 97 % der Fälle. Das haben viele Studien, die eine sehr große Anzahl von Patienten über viele Jahre verfolgt haben, ergeben.

3.1   Basisdiagnostik

Die Basisdiagnostik beschreibt, welche Untersuchungen auf jeden Fall durchgeführt werden müssen bzw. in letzter Zeit durchgeführt worden sein sollten. Wenn Ihr Arzt bei Ihnen sowieso regelmäßig Blut abnimmt und die Schilddrüsenwerte überprüft und bisher immer alles in Ordnung war, muss das nicht extra nochmal wiederholt werden.

Ähnliches gilt für die Untersuchung beim Frauenarzt. Wenn Sie regelmäßig gehen und bisher alles in Ordnung war, wird mit sehr hoher Wahrscheinlichkeit kein Eierstockkrebs vorliegen. Es besteht aber die Möglichkeit, dass es sich um eine andere gynäkologische Erkrankung handelt, daher lohnt sich der Weg. Ihr Hausarzt übernimmt die Lotsen-funktion durch die verschiedenen Untersuchungen. Er wird die bisher vorliegenden Befunde überprüfen und entscheiden, was noch fehlt. Genauso sollte er dann aber auch am Ball bleiben und die Befunde zusammentragen, um die Diagnose Reizdarmsyndrom zu erhärten oder auszuschließen, falls sich neue Aspekte ergeben haben. (Abb. 3.2).

Was gehört nun zur Basisdiagnostik?
An erster Stelle steht für den Arzt das Sichten aller bisher erhobenen Befunde, um zu schauen, was schon gemacht wurde (Abb. 3.2). Gleich danach schließt sich die ausführliche Anamnese, also das Gespräch über Ihre Beschwerden, an.

Was erfragt Ihr Arzt in der Anamnese?
Wann treten die Beschwerden auf? Wie äußern sie sich? Was lindert die Beschwerden? Was verschlechtert die Symptome? Bei der Anamnese sollte auf die oben geschilderten Alarmsymptome eingegangen werden:

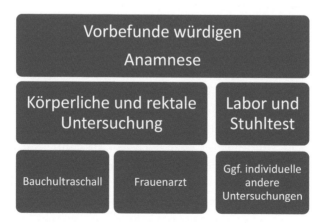

Abb. 3.2 Basisdiagnostik. (Rechte beim Autor)

Blut im Stuhl, starke Gewichtsabnahme oder Fieber sprechen eher gegen das Vorliegen eines Reizdarmsyndroms. Weiterhin ist es sinnvoll, dass Ihr Arzt extraintestinale Symptome, also solche, die nicht am Magen-Darm-Trakt auftreten, erfragt, da sie oft bei Patienten mit Reizdarmsyndrom zu finden sind. Hierzu zählen beispielsweise Müdigkeit, Kopfschmerzen oder Schwindel. Auch sollte im Rahmen des Arzt-Patienten-Gesprächs auf den aktuellen Medikamentenplan eingegangen werden. Gab es in letzter Zeit neue Medikamentenverordnungen? Oder wurde ein frei verkäufliches Präparat aus der Apotheke vermehrt eingenommen? Auch die Frage nach Fernreisen wird Ihnen sehr wahrscheinlich gestellt werden (siehe auch Abschn. 2.2, „Geheime Souvenirs").

In meiner Familie gibt es Darmkrebs
Als Nächstes stellt sich die Frage nach der familiären Belastung mit Krebserkrankungen. Nicht selten treten in Familien gehäuft Krebserkrankungen auf. Insbesondere der Darmkrebs zeigt eine familiäre Häufung. Gibt es also Verwandte ersten Grades (also Bruder, Schwester, Eltern oder Kinder), die Darmkrebs hatten oder haben, sollten auch die nahestehenden Familienangehörigen mittels Darmspiegelung untersucht werden. Im besten Fall bereits 10 Jahre vor dem Alter, in dem der Krebs bei dem Verwandten erkannt wurde. Hatte Ihre Mutter mit 51 Jahren Darmkrebs, dann sollten Sie sich bereits mit 41 Jahren untersuchen lassen. Das liegt einige Jahre vor der gesetzlich festgelegten Zeit für die Darmspiegelung. Hier liegt das Alter aktuell bei Männern bei 50 Jahren und bei Frauen bei 55 Jahren. Da sich aber die Darmkrebsfälle auch bei jüngeren Patienten mehren, wird das Alter in den nächsten Jahren sicherlich vorgezogen. In den USA liegt es schon bei 45 Jahren. Und jemand, der Beschwerden äußert, hat in jedem Fall einen triftigen Grund für die Untersuchung, unabhängig vom Alter.

Wenn die Darmspiegelung im Rahmen der Krebsvorsorge noch nicht gemacht wurde, ist es jetzt höchste Zeit dafür. Auch bei wässrigen Durchfällen wird die Darmspiegelung empfohlen, da es einige Erkrankungen mit diesem Symptom gibt (siehe auch Kap. 2). Die Darmspiegelung dient zum einen dem Ausschluss von Darmkrebs und zum anderen dem Ausschluss einer (chronisch) entzündlichen Darmerkrankung und mikroskopischen Darmentzündung.

Exkurs: Darmspiegelung

Das Fachwort dafür heißt Koloskopie. Kolo kommt von Colon. Das heißt Dickdarm. Manchmal sagen die Ärzte auch Ileokoloskopie. Dann wird zusätzlich noch der letzte Teil vom Dünndarm, das Ileum, untersucht (siehe Teile des Verdauungstraktes, Kap. 2). Viele Menschen haben Angst vor der Darmspiegelung. Das ist gut verständlich. Man stelle sich nur vor: Im Schlaf schaut sich jemand, den ich nicht kenne, zuerst meinen Po und After an, steckt dann den Finger rein und hantiert dann mit einem 2 m langen Gerät herum! Und was, wenn der Arzt etwas findet? Viele meiden tatsächlich die Darmspiegelung aus Angst vor einem schlimmen Befund. Das klingt absurd, ist aber so. Dabei stellt die Darmspiegelung die sinnvollste aller Vorsorgeuntersuchungen dar! Sie ist die einzige Vorsorgeuntersuchung, bei welcher der Krebs sofort bekämpft werden kann. Warum ist das so? Ziel der Darmspiegelung ist es, sogenannte Polypen zu finden. Polypen sind kleine pilzförmige Wucherungen der Darmschleimhaut. Vielleicht hatten Sie als Kind mal Polypen der Nase? Das ist ganz ähnlich. Und die wurden wahrscheinlich auch entfernt. Die Darmpolypen wachsen langsam vor sich hin. Manche Menschen haben viele, andere gar keine. In den meisten Vorsorgedarmspiegelungen finden sich keine oder nur kleine Polypen.

Abb. 3.3 zeigt die verschiedenen Darmabschnitte so, wie sie der Untersucher bei der Darmspiegelung sieht (Abb. 3.3).

Es gibt verschiedene Formen und Wachstumsmuster der Polypen (Abb. 3.4). Manche wachsen wie Pilze mit einem Stiel. Andere sind eher flach. Gewiss ist aber, dass Polypen immer weiter wachsen und dass irgendwann Zellen im Polypen beginnen zu entarten. Das heißt, sie verwandeln sich in bösartige Zellen. Deshalb macht es Sinn, alle Polypen, solange sie klein sind, zu entfernen. Und genau das kann direkt während der Vorsorgedarmspiegelung gemacht werden. Wenn die bösartigen Zellen jedoch schon in tiefere Darmwandschichten vorgewachsen sind, bleiben meist nur die Operation oder moderne endoskopische Verfahren, die es ermöglichen, ganze Darmwandabschnitte von innen zu entfernen und den Darm an Ort und Stelle wieder zu verschließen. Eine rechtzeitige und regelmäßige Darmspiegelung kann einem also eine Darmoperation ersparen. In den meisten Fällen werden kleine Polypen jedoch mit einer Zange oder Schlinge, die man sich wie ein Lasso vorstellen muss, „abgeknipst". Das tut nicht weh und blutet höchstens etwas. Es handelt sich immerhin um eine Verletzung der Schleimhaut, die aber in der Regel gut heilt. Wenn Sie sich aus Versehen auf die Zunge beißen, hört es ja auch von selbst auf zu bluten und heilt. Und bedenken Sie: wir reden hier von wenige Millimeter großen Polypen.

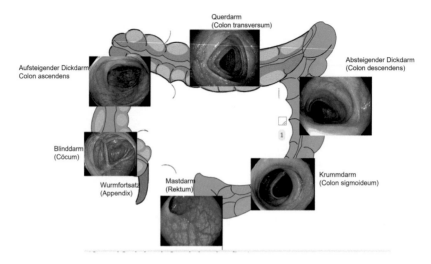

Abb. 3.3 Darmabschnitte aus der Darmspiegelung

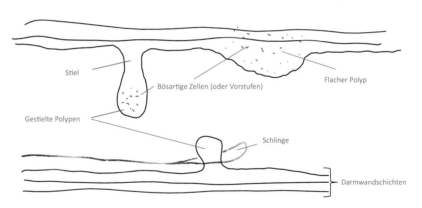

Abb. 3.4 Darmschichten mit verschiedenen Polypen. (Rechte bei M. Goebel-Stengel)

Abb. 3.4 stellt die Darmschichten mit verschiedenen Polypen dar.

Es gibt auch andere Gründe, die Darmspiegelung zu meiden. Zu fast gleichen Anteilen berichten Patienten von folgenden Gründen, nicht zur Darmspiegelung zu gehen:

- Angst vor Prozedur,
- Angst vor Narkose,
- Angst vor Krebs,
- Schamgefühl,
- Angst vor Abführmittel.

Auf all diese Ängste sollte beim Aufklärungsgespräch eingegangen werden. Natürlich gibt es auch Risiken bei der Untersuchung oder Nebenwirkungen vom Narkosemittel. Im Großen und Ganzen sind diese jedoch vernachlässigbar, wenn man bedenkt, welch großen Nutzen die Untersuchung hat. Gerade das Narkosemittel – in den meisten Fällen wird Propofol verwendet – ist in der Regel gut verträglich und lässt Sie so gut schlafen, dass Sie gar nicht mitbekommen, dass die Untersuchung schon stattgefunden hat, wenn Sie wieder aufwachen.

Das Abführmittel schmeckt nicht gut. Das ist wahr. Da hilft nur Augen zu und durch. In den letzten Jahren wurden verschiedene Geschmacksrichtungen entwickelt. Ob die das Ganze bekömmlicher machen, sei dahingestellt… Wichtig ist jedoch, alles zu trinken, am besten in zwei Portionen, am Vortag der Untersuchung und ganz früh morgens am Untersuchungstag. So werden noch die letzten Speisereste und Verdauungssäfte wie Gallensäuren, die über Nacht gern klebrig an der Darminnenwand haften, rausgespült. Nur bei einem sauberen Darm ist eine gute Darmspiegelung möglich. Stellen Sie sich vor, Sie versuchen im Sommer in einem Badesee zu tauchen. In den seltensten Fällen ist der See so klar, dass Sie etwas sehen können. So ergeht es auch dem Untersucher bei einem schlecht vorbereiteten Darm (Abb. 3.5). Vergleichen Sie die Bilder aus Abb. 3.5 mit denen aus Abb. 3.3. Nur die freie Sicht ermöglicht es, kleine Polypen aufzuspüren und zu entfernen.

Diese werden dann mikroskopisch untersucht. In Abhängigkeit vom Befund (Wie viele Polypen wurden gefunden und waren schon

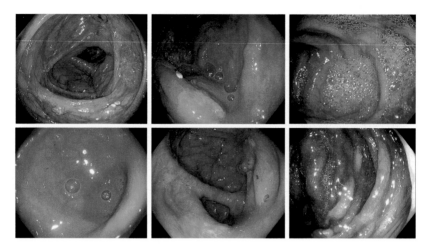

Abb. 3.5 Beispiele von einem „schlecht vorbereiteten" Darm mit Stuhlresten. (Rechte bei M. Goebel-Stengel)

entartete Zellen sichtbar?) ergeht dann die Empfehlung zur nächsten Kontrolluntersuchung. Die Intervalle variieren von einigen Monaten bis zu 5–10 Jahren. Zusammenfassend kann man also sagen: die Untersuchung ist nicht so schlimm, wie Sie denken. Bisher haben alle, die große Angst hatten, danach gesagt, dass die Angst unbegründet war.

Die Frage nach der Ernährung

Da viele Betroffene mit Reizdarmsyndrom ihre Symptome auf Ernährungsfaktoren zurückführen, ist es wichtig, auch über Ernährungsgewohnheiten zu sprechen. Solch ein Gespräch ersetzt in keiner Weise die Ernährungsberatung. Es liefert aber Hinweise auf eine Essstörung oder Lebensmittelunverträglichkeiten und zeigt, welchen Stellenwert die Ernährung überhaupt im Leben einnimmt. Im Gespräch könnte Ihr Arzt zum Beispiel nach dem Gewicht fragen, ob Sie zu- oder abgenommen haben, gewollt oder ungewollt. Ob Sie sich wohl fühlen in Ihrem Körper, oft Diäten machen oder vielleicht sogar in der Vergangenheit unter einer Essstörung litten. Gerade bei jungen Frauen können Magen-Darm-Beschwerden Ausdruck einer Essstörung sein. Interessant sind auch die Essgewohnheiten:

- Essen Sie regelmäßig und ausgewogen?
- Was wissen Sie überhaupt über eine gesunde Ernährung?
- Möchten Sie vielleicht Gewicht abnehmen und machen Intervall-fasten?
- Essen Sie lieber Süßes oder Herzhaftes?
- Wie sieht es aus mit dem vermehrten Genuss kohlensäure- und zuckerhaltiger Getränke oder zuckerfreier Süßigkeiten?

Gerade die zuckerfreien Nahrungsmittel verursachen oft Beschwerden durch ihren hohen Gehalt an künstlichen Zuckern. Mehr dazu können Sie im Therapiekapitel nachlesen.

Das psychosoziale Umfeld
Ebenso gehört in die Anamnese die Frage nach psychosozialen Faktoren. Wenn Ihr Hausarzt Sie und Ihre Familie kennt, weiß er vielleicht schon, was Sie gerade bewegt. Wenn nicht, sollte der Arzt Ihre Lebensumstände erfragen, um ein Verständnis zu entwickeln. Psychosoziale Faktoren spielen bei der Aufrechterhaltung und Verschlechterung eines Reizdarmsyndroms häufig eine Rolle; daher ist es ratsam, im Gespräch darauf einzugehen.

Die körperliche Untersuchung
Die körperliche Untersuchung gibt Aufschluss über den punktuellen Schmerz. Wo tut es genau weh? Lässt sich dort etwas tasten? Sind vielleicht starke Darmgeräusche und Gluckern zu hören? Insbesondere dieses Gluckern wird von vielen Patienten als peinlich empfunden, wenn es plötzlich und unkontrolliert und vor allem laut zu hören ist. Die rektale Untersuchung ist zwar unangenehm, gibt aber Aufschluss über Blut im Stuhl oder kann sogar Darmkrebs ertasten. Auch die Kommandos „pressen", „zukneifen" oder „locker lassen" können Hinweise auf eine zugrunde liegende Dysfunktion des Schließapparates geben. Vielleicht kneifen Sie immer zusammen anstatt zu pressen? Wenn der Beckenboden nicht das macht, was wir von ihm wollen, könnte das ein Hinweis auf eine sogenannte Beckenbodendyssynergie sein, ein fehlgesteuertes Zusammenspiel zwischen Hirn und Beckenboden. Das ist gar nicht so selten.

Bildgebung

Noch genauer sind die inneren Organe bei der Ultraschalluntersuchung abzubilden. Auch sie gehört daher zur Basisdiagnostik dazu. Wer die Technik gut beherrscht, sieht so gut wie alles und das (fast) genauso gut, wie es noch speziellere Untersuchungen wie die Computertomografie oder Magnetresonanztomografie könnten. Es sind aber keine Funktionsuntersuchungen. Sie zeigen nur, wie die Organe aussehen und ob sie der Norm entsprechen.

Stuhltests

Die Stuhluntersuchung dient dem Ausschluss infektiöser Durchfallerkrankungen sowie dem Ausschluss einer chronisch entzündlichen Darmerkrankung. Hierbei sollten krankmachende Keime im Stuhl sowie das Calprotectin im Stuhl als Entzündungsmarker untersucht werden. Es ist jedoch anzumerken, dass es eher die Ausnahme ist, dass tatsächlich Keime im Stuhl nachgewiesen werden. Viele entgehen nämlich den Laboruntersuchungen, obwohl sie da sind. Die Erhebung des Calprotectinwerts ist zwar eine sinnvolle Untersuchung, aber auch nicht 100-prozentig verlässlich, da insbesondere der Befall des Dünndarms mit einer chronisch entzündlichen Darmerkrankung nicht zuverlässig erfasst wird.

Blutuntersuchungen

Unter Basislabor versteht bestimmt jeder Arzt etwas anderes. Wenn noch nie erfolgt, sollte man sicherlich die Funktion von Leber und Niere überprüfen. In jedem Fall sollten die Entzündungszeichen (kleines Blutbild: C-reaktives Protein [CRP], ein Entzündungsmarker) und die Schilddrüsenhormone bestimmt werden. Beim Verdacht auf ein Reizdarmsyndrom gehören mittlerweile auch die spezifischen Zöliakie-Antikörper (Endomysium-Antikörper, Gewebs-Transglutaminase-Antikörper) sowie die Bestimmung von Immunglobulin A dazu. Der isolierte Mangel an diesem Schleimhautabwehrstoff gilt als häufigster Immundefekt in der Bevölkerung und ist mit 2–3 % bei von Zöliakie Betroffenen noch häufiger anzutreffen. Im besten Fall wurde die Zöliakie bereits mittels Proben aus dem Dünndarm, welche im Rahmen einer Magenspiegelung entnommen wurden, ausgeschlossen. Sollte noch keine Spiegelung des oberen Verdauungstraktes erfolgt sein, gehört der Ausschluss der Zöliakie zur Diagnostik dazu. Das heißt, auch eine Magenspiegelung ist zu erwägen.

Exkurs: Magenspiegelung

Eigentlich ist sie im Ablauf genauso wie die Darmspiegelung. Mit zwei Ausnahmen: Das Gerät startet am anderen Ende des Verdauungstraktes, dem Mund. Und es sind vorher keine Abführmaßnahmen nötig. Nur nüchtern müssen die Patienten sein, sie dürfen also längere Zeit (meistens seit dem Vorabend) nichts gegessen haben. Ein Schluck Wasser hingegen macht nichts aus. Die meisten Praxen oder Kliniken benutzen auch für die Magenspiegelung eine Kurznarkose, damit die Patienten das Ganze nicht mitbekommen. Viele haben einen ausgeprägten Würgereiz. Für sie wäre es unvorstellbar, das Gerät „zu schlucken". Es gibt aber tatsächlich Menschen, denen das nichts ausmacht und die dabei wach sind. Früher war die Untersuchung ohne Narkose sogar die Regel. Das Gerät ist ungefähr so dick wie Ihr Daumen. Es rutscht ohne Probleme durch die Speiseröhre in den Magen und wird von dort (meistens) noch in den Zwölffingerdarm geführt. Etwas weiter geht es noch. Der übrige Teil des 6 m langen Dünndarms kann aber nicht eingesehen werden, weil das Gerät einfach zu kurz und der Darm außerdem zu kurvig ist, um das Gerät weiter vorzuschieben. Mit der Kamera am Gerät kann nun das Innere, also die Schleimhautansicht auf einen Monitor übertragen werden. Gesucht werden Rötungen der Schleimhaut oder gar Geschwüre. Oft werden kleine Schleimhautproben entnommen und unter dem Mikroskop untersucht. Bei Proben aus dem Zwölffingerdarm kann speziell nach dem Vorliegen von Anzeichen für eine Zöliakie gesucht werden. Die Magenspiegelung dauert nur ca. 10 Minuten. Sie kann auch mit der Darmspiegelung kombiniert werden, welche dann im Anschluss durchgeführt wird.

Patientenbeispiel: Elena (40 Jahre) – Teil 1

Elena kommt mit einem Koffer und Einweisungsschein in die Notaufnahme eines mittelgroßen Krankenhauses zur stationären Aufnahme. Sie erzählt der Ärztin, dass sie seit 5 Jahren an unklaren Bauchschmerzen und Durchfall leide. Innerhalb des letzten Jahres hätten sich die Beschwerden jedoch zunehmend verschlechtert. Das letzte Jahr war bestimmt von der Corona-Pandemie. Erst als das Kind einer Freundin an einer Zöliakie (Glutenallergie) erkrankte, kam sie auf die Idee, dass bei ihr etwas nicht normal sein könnte. Bis dahin war sie bei verschiedenen Ärzten, keiner von denen habe jedoch gesehen, wie sie leidet, eine entsprechende Diagnostik oder gar Therapie eingeleitet. Nach 5 Jahren und zunehmenden Bauchbeschwerden mit 4- bis 5-mal täglichen Durchfällen hatte sie noch nie eine Magen- oder Darmspiegelung erhalten. Erst vor einigen Wochen war ein Laktose-Atemtest erfolgt, welcher positiv war. Der Arzt, der den Test verordnet hatte, hatte jedoch keinerlei Konsequenzen für die Patientin daraus gezogen. Am Tag in der Notaufnahme war Elena nervlich am Ende. Sie war dankbar dafür, dass sich endlich jemand ihrer Beschwerden annahm.

Diese Geschichte ist dahin gehend ungewöhnlich, dass die Patienten meistens bereits zahlreiche Untersuchungen gesammelt haben. Ein unbeschriebenes Blatt wie Elena ist eher selten. Dass Elena an einer bösartigen Erkrankung leidet, ist so gut wie ausgeschlossen. Solch ein langer Verlauf ist bei einer bösartigen Erkrankung sehr unwahrscheinlich. Zudem hatte sie kein Gewicht verloren oder über Blut im Stuhl geklagt. Diese Warnzeichen oder Alarmsymptome sollten immer abgefragt werden.

Elena wurde an diesem Tag nicht in das Krankenhaus aufgenommen. Sie wollte auch gar nicht ins Krankenhaus, hielt das aber für ihre letzte Chance auf medizinische Hilfe. Außerdem hatte sie das Bedürfnis, ernst genommen zu werden. Leider ist das Wissen um das Reizdarmsyndrom auch im Krankenhaus nicht unbedingt größer als in den Praxen. Alle nötigen Untersuchungen konnten ambulant durchgeführt werden. Ergänzend zum Laktose-Atemtest, der ja schon durchgeführt worden war und auffällig, erhielt die Patientin einen Fruktose-Atemtest, weil die kombinierte Unverträglichkeit von Kohlenhydraten wie Frucht- und Milchzucker sehr häufig in der Bevölkerung ist.

Wie schon aus dem Gespräch zu erwarten war, fiel auch der Fruktose-Atemtest auffällig aus. Das heißt, Elena hatte während des Tests Magen-Darm-Beschwerden. Und zwar die gleichen, die sie sonst auch verspürt. Zudem stiegen die Messwerte stark an. Da beide Tests, der Laktose- und Fruktose-Atemtest, auffällig waren, wurde noch ein dritter Test, der Glukose-Atemtest ergänzt. Dieser prüft, ob eine bakterielle Fehlbesiedlung des Dünndarms vorliegt. Der Glukose-Atemtest fiel bei Elena negativ aus, d. h., eine bakterielle Fehlbesiedlung des Dünndarms konnte weitestgehend ausgeschlossen werden.

Magen- und Darmspiegelung bei chronischem Durchfall geboten

Bei ständigen Durchfällen sollte eine Magen- und Darmspiegelung durchgeführt werden. Die Untersuchungen werden heute eigentlich nur noch in Kurznarkose durchgeführt. Das ist verträglich für die Patienten und auch für die Untersuchenden. Das Anstrengendste für die Patienten bei der Darmspiegelung ist das Einnehmen des Abführmittels. Es besteht aus einer abführenden Zuckerlösung. Erfahrungsgemäß ist es so, dass insbesondere Patienten, die unter chronischen Bauchschmerzen leiden (erhöhte Schmerzwahrnehmung!), das Abführmittel schlecht vertragen. Viele können die letzten Schlucke nicht trinken, weil es sie anwidert. Trotzdem ist es von großer Wichtigkeit, dass der Darm für die Untersuchung so sauber wie möglich ist. Es ist sonst für den Untersucher so wie „im Trüben fischen" (Abb. 3.5). Und wenn man nichts sieht, dann ist die Aussagekraft einfach begrenzt.

Bei der Magenspiegelung (eigentlich Ösophagogastroduodenoskopie, also Spiegelung der Speiseröhre, des Magens und Zwölffingerdarms) werden alle Bereiche der Schleimhaut genau inspiziert. Erkrankungen des Zwölffingerdarms können Bauchschmerzen und Durchfall auslösen. Sie sind selten, aber müssen dennoch ausgeschlossen werden.

Diese sehr seltenen Diagnosen können nur mithilfe von Proben (Biopsien), die mikroskopisch untersucht werden, gestellt bzw. ausgeschlossen werden. Ähnlich wird bei der Darmspiegelung (eigentlich Ileokoloskopie, Spiegelung von Ileum = letzter Teil vom Dünndarm und Dickdarm) verfahren. Auch hier wird die Schleimhaut inspiziert. Da nicht alle Krankheiten mit bloßem Auge sichtbar sind, werden Proben aus verschiedenen Bereichen entnommen (sogenannte Stufenbiopsien).

Patientenbeispiel: Elena – Teil 2

Bei Elena erfolgten Stufenbiopsien an Magen, Dünndarm und Dickdarm, und anhand mikroskopischer Untersuchungen dieser Proben wurden alle relevanten Erkrankungen, die ähnliche Symptome wie ein Reizdarmsyndrom hervorrufen könnten, ausgeschlossen.

Nach Abschluss aller Untersuchungen wurde bei Elena die Diagnose einer kombinierten Kohlenhydratmalabsorption (Laktose- und Fruktoseunverträglichkeit) sowie der Verdacht auf ein Reizdarmsyndrom vom Durchfalltyp gestellt. Da die Zuckerunverträglichkeit die gleichen Symptome wie ein Reizdarmsyndrom hervorrufen kann, vermutet die behandelnde Ärztin, dass die Symptomatik vielleicht mit einer Ernährungsumstellung ganz verschwinden könnte. Überhaupt wissen wir,

> dass sich eine Ernährungsumstellung und insbesondere die Reduktion bestimmter Kohlenhydrate – zumindest kurzfristig – positiv auf das Bauchgefühl auswirkt.

Die Deutsche Gesellschaft für Ökotrophologie, also für Ernährungswissenschaften, hat auf ihrer Homepage eine Postleitzahlensuche, die es ermöglicht, vor Ort einen Berater zu finden. Mittlerweile sind auch Videosprechstunden möglich. Wichtig für diese Termine sind Ernährungstagebücher, die Sie am besten für 14 Tage vor dem Termin gewissenhaft führen sollten. Achten Sie dabei auch darauf, Stuhlgang und Befinden bzw. Symptome mit einzutragen, da sich oftmals bei der Durchsicht plötzlich Zusammenhänge ergeben, die vorher nicht aufgefallen sind. Die Ernährungsberaterin kann diese Zusammenhänge schnell aufspüren und dahingehend beraten.

Bei einer Fruktose- und Laktoseunverträglichkeit klingt es logisch, Nahrungsmittel mit diesen Inhaltsstoffen zu vermeiden. Nur finden sich Frucht- und Milchzucker in fast allen Nahrungsmitteln und auch in solchen, bei welchen wir es erstmal nicht vermuten würden. Daher ist die Ernährungsberatung so wichtig. Diätversuche allein durchzuführen, kann zu einem Mangel an Nährstoffen führen. Eine ausgewogene Ernährung ist in jeder Lebenslage wichtig. Auf Laktose zu verzichten, fällt mittlerweile dank des großen laktosefreien Marktes leichter als früher. Wer sich jedoch hauptsächlich von Obst und Gemüse ernährt, hat es mit einer fruktosereduzierten Diät schon schwerer.

Patientenbeispiel: Elena – Teil 3

Nach 5 Terminen bei der Ernährungsberaterin fühlte sich Elena körperlich schon viel besser. Weitere Termine waren nicht nötig. Die Beschwerden hatten sich um ca. 50 % reduziert, waren jedoch nicht komplett verschwunden. Daher wurde nun die zusätzliche Diagnose Reizdarmsyndrom vom Durchfalltyp gestellt und eine symptomatische Therapie mit Flohsamenschalen und Loperamid begonnen. Im Gegensatz zu der weit verbreiteten Meinung machen Medikamente gegen Durchfall nämlich nicht abhängig und dürfen auch langfristig eingenommen werden. Gerade in Stresssituationen, die oft mit Durchfall einhergehen, sind sie ein gutes Reservemedikament, das – bei morgendlichen Durchfällen auch sinnvollerweise abends vor dem Schlafengehen – eingenommen werden kann. Des Weiteren wurde Elena empfohlen, eine Psychotherapie aufzunehmen. Hierauf wollte sie sich jedoch noch nicht einlassen.

Bei Frauen ist die gynäkologische Vorsorgeuntersuchung im Rahmen der vorgeschriebenen Intervalle Pflicht. Gegebenenfalls bietet sich auch ein außerordentlicher Besuch an.

Entsprechen die Symptome den Reizdarmkriterien und zeigen sich weder bei der körperlichen und rektalen Untersuchung noch im Labor, Ultraschall, beim Frauenarzt oder bei der Magen-Darm-Spiegelung (inklusive Biopsien) Auffälligkeiten, so kann die Diagnose Reizdarmsyndrom gestellt werden.

Einfluss der Psyche

Da das Reizdarmsyndrom oftmals nicht allein auftritt, sondern gerade zusätzliche psychische Erkrankungen häufig sind, wird Ihr Arzt frühestmöglich psychische Einflussfaktoren erfragen und mit Ihnen besprechen. Die häufigsten gleichzeitig bestehenden psychischen Störungen sind Angst- und depressive Störungen. Es gibt ein paar einfache Fragen, die der Arzt stellen kann, um dem Ganzen näher zu kommen. Mittlerweile gibt es auch jede Menge Selbsttests, die man online ausfüllen kann. Nur muss der Laie erstmal darauf kommen, an einer psychischen Erkrankung zu leiden. Diese sind immer noch stigmatisiert. Häufig hört man gut gemeinte Ratschläge wie „Reiß dich mal zusammen!". Aber würde man das auch zu jemandem mit einer anderen Erkrankung sagen? Hier wird leider immer noch mit zweierlei Maß gemessen.

Zur Diagnosestellung einer Depression gibt es definierte Kriterien, die erfragt werden können. Das kann auch der Hausarzt machen. Oftmals ist er ja auch viel näher dran an den Familienverhältnissen und äußert vielleicht die Vermutung, dass eine Depression vorliegen könnte. Oder er stellt die Verdachtsdiagnose und überweist gleich in eine psychosomatische Ambulanz oder Sprechstunde.

Für die Diagnose einer depressiven Episode erfragt der Arzt sogenannte Haupt- und Nebensymptome (Tab. 3.1). Anhand der Anzahl vorliegender Haupt- und Nebensymptome erfolgt die Einteilung in die Schweregrade der Depression: leicht, mittelgradig oder schwer. Liegen beispielsweise alle drei Hauptsymptome (und meist mindestens vier Nebensymptome) vor, spricht man von einer schweren depressiven Episode. Liegen hingegen zwei Hauptsymptome und drei bis vier Nebensymptome vor, spricht man von einer mittelgradigen Depression; sind es zwei Hauptsymptome und nur zwei Nebensymptome, von einer leichten Depression.

Auch für die Angstsstörung gibt es es entsprechende Diagnosekriterien (Tab. 3.2).

Tab. 3.1 Haupt- und Nebensymptome für die Diagnosestellung „depressive Episode"

Hauptsymptome	Nebensymptome
Niedergeschlagenheit, Traurigkeit, in einem für die Betroffenen deutlich ungewöhnlichen Ausmaß, die meiste Zeit des Tages, fast jeden Tag und im Wesentlichen unbeeinflusst von den Umständen	**Verlust des Selbstvertrauens** oder des **Selbstwertgefühls**
Interessen- oder Freudverlust an Aktivitäten, die normalerweise angenehm waren	Unbegründete **Selbstvorwürfe** oder ausgeprägte, unangemessene **Schuldgefühle**
Verminderter Antrieb oder gesteigerte Ermüdbarkeit	Wiederkehrende **Gedanken an den Tod oder an Selbstmord;** Selbstmordversuch
	Klagen über oder Nachweis eines **verminderten Denk- oder Konzentrationsvermögens,** Unschlüssigkeit oder Unentschlossenheit
	Psychomotorische **Agitiertheit oder Hemmung** (subjektiv oder objektiv)
	Schlafstörungen jeder Art
	Appetitverlust oder gesteigerter Appetit mit entsprechender **Gewichtsveränderung**

Tab. 3.2 Verschiedene Angststörungen und deren Diagnosekriterien

Angststörung	Charakteristika
Panikstörung	• Schwere Angstattacken (Panik), die oft nicht vorhersehbar sind (wie aus heiterem Himmel) • Häufig bis hin zur Todesangst • Körperliche Symptome wie Atemnot oder Herzklopfen stehen oft im Vordergrund
Generalisierte Angststörung	• Die Angst ist eigentlich immer da. Sie ist eine ständige Begleiterin • Angst oftmals nicht nur auf eigene Person, sondern auch auf Angehörige bezogen
Agoraphobie	• Befürchtungen, das Haus zu verlassen, in Menschenmengen und auf öffentlichen Plätzen zu sein, alleine zu reisen • Vermeidung der angstauslösenden Situationen • Oft in Kombination mit einer Panikstörung
Soziale Phobie	• Furcht vor missbilligender Bewertung durch andere • Häufig im Verlauf mit erheblichem sozialem Rückzug verbunden
Andere spezifische Phobien	• Vielzahl von Situationen (Fliegen), Tieren (Spinnen) etc. möglich • Vermeidung steht im Vordergrund

---

Patientenbeispiel: Linda (42 Jahre)

Linda hat typische Reizdarmbeschwerden und erfüllt alle Diagnosekriterien. Verschiedene Untersuchungen hatte sie auch schon, die waren alle unauffällig. Heute hat ihr Hausarzt sie in die Praxis gebeten, um alles zu besprechen und zu überlegen, wie es weitergehen soll. Beim letzten Mal hat er sie gefragt, wie der Alltag mit Vollzeitjob als Abteilungsleiterin, 3 Kindern, Ehemann, Hobbys und Ehrenamt funktionieren würde. Was soll die Frage? Ist halt stressig, klar, kann man sich ja irgendwie vorstellen. Aber Linda hat keine Wahl. Das ist jetzt nun mal so, da muss sie durch. Und irgendwann sind die Kinder auch größer. Das wird schon. Dauert vielleicht noch ein paar Jahre, dann wird sicher alles anders. Linda ist abends ziemlich fertig. Dann schläft sie schlecht, kommt morgens kaum raus, muss sie aber. Tatsächlich hat sie sich schon ein paar Mal morgens krankgemeldet. In ihrer Position fragt auch keiner nach, wenn sie mal einen Tag Homeoffice macht. Und dann ist es nicht so offensichtlich, dass sie sich kaum konzentrieren kann und nichts auf die Reihe kriegt. Irgendetwas nagt an ihr. Das hat sie im Gefühl. Deshalb hat es Linda auch so schockiert, als der Arzt plötzlich nachgehakt hat. Sie dachte, es kriegt keiner mit, wie es ihr geht. Wenn selbst ihr Ehemann keine Anstalten macht, sie zu unterstützen, kann es ja nicht so offensichtlich sein. Manchmal fühlt sie sich sogar nutzlos, ohne Selbstwert. Darauf wäre sie früher nie gekommen. Aber sie wird den Gedanken nicht los. Hobbys hat sie sowieso keine mehr, das lässt sich zeitlich nicht unterbringen oder sie ist einfach zu erschöpft abends. Obwohl sie doch ganz gerne zum Volleyball gehen würde. Das hat ihr zumindest früher in der Schule immer Spaß gemacht. Auch die Kontakte zu anderen in der Freizeit waren, zumindest früher, irgendwie gewinnbringend. Aktuell hat sie eine Freundin, mit der sie ab und zu telefoniert. In ihrem Ort gibt es aber keinen, mit dem sie sich vorstellen könnte, näher befreundet zu sein. Die meisten können gar nicht nachvollziehen, wie sie das alles unter einen Hut bekommt. Die verstehen aber auch nicht, dass ihr der Job Spaß macht und sie erfolgreich ist. Das geht die anderen ja auch nichts an. Ja, beim letzten Arztbesuch hat Dr. Schneider nach ihren Gefühlen gefragt. Ob sie sich ausgeglichen fühle oder gestresst sei. Für den heutigen Termin sollte sie zu Hause einen Fragebogen ausfüllen. Der Arzt hat erklärt, es ginge um Fragen zu Ängsten und Depression. Das hat sie erstmal geschockt. Andererseits – so, wie es momentan läuft, kann es auch nicht weitergehen. Und dann sind ja da auch noch diese quälenden Bauchkrämpfe, die sie einfach nicht loswird.

Der Arzt teilte ihr mit, dass sie die Diagnosekriterien für eine leichte Depression erfüllt. Er überlegte dann mit ihr gemeinsam, welche Dinge in ihrem Leben wirklich wichtig sind, und sie besprachen, dass Linda sich zunächst einmal darauf konzentrieren sollte, unnötigen Ballast abzuwerfen. Gegen die Bauchschmerzen verordnete er körperliche Bewegung. Jetzt geht sie wieder regelmäßig zum Volleyball. Ihr Mann passt dann auf die Kinder auf. Rückblickend war es doch gar nicht so schwer, sich Zeit für sich selbst zu nehmen. Ab und zu nimmt sie Butylscopolamin ein gegen die Bauchkrämpfe. So häufig kommen die aber gar nicht mehr vor. Sie hat erst gezögert, aber dann nach 4 Wochen doch entschieden, Termine bei einer Psychotherapeutin zu machen. Das fühlt sich zwar komisch an, aber sie will es einfach mal ausprobieren.

3.2   Welche Untersuchungen sind wichtig?

Gegebenenfalls ist in manchen Fällen eine individuelle weiterführende Diagnostik vonnöten, welche Atemtests, CT- oder MRT-gestützte bildgebende Verfahren oder beispielsweise Messungen der Darmmotilität, also der Darmbewegungen, einschließen kann.

Wenn Sie hinsichtlich eines Reizdarmsyndroms initial gewissenhaft und vollständig untersucht wurden, sollte jedoch die Wiederholung einzelner Untersuchungen unbedingt vermieden werden, zumindest solange sich in der Krankengeschichte keine neuen Aspekte ergeben haben.

Verschiedene Studien haben die Zuverlässigkeit der gestellten Diagnose Reizdarmsyndrom überprüft und wie schon gesagt: Wenn die Diagnose einmal gewissenhaft gestellt wurde, ist sie auch sicher. Dennoch bringen die Patienten häufig Aktenordner voll von Doppelt- und Dreifachbefunden mit. Da sind mehrere Magen- und Darmspiegelungen innerhalb der letzten 5 Jahre keine Seltenheit, dazu CTs oder MRTs. Interessanterweise fehlen aber oft die wirklich wichtigen Dinge wie gewissenhafte Laboruntersuchungen oder beispielsweise Schleimhautproben zum Ausschluss einer Zöliakie. Eine Wiederholungsdiagnostik wird meist aus zwei verschiedenen Gründen veranlasst. Entweder die Patienten sind nicht zufrieden mit dem Untersuchungsergebnis und überzeugt davon, dass etwas übersehen wurde. In der Folge lassen sie bei verschiedenen Ärzten die gleichen Untersuchungen durchführen. Das ist in Deutschland leider gut möglich, da die Befunde (noch) nicht wie in anderen Ländern auf der Krankenkassenkarte gespeichert werden. Nicht zuletzt setzen viele Ärzte einen unauffälligen Befund gleich mit „Sie haben nichts" und schicken die Patienten unverrichteter Dinge wieder heim. Ohne klärendes Gespräch. Ohne Therapie. Und dass diese Patienten nichts haben, ist definitiv falsch, denn die Symptome sind ja vorhanden, der Leidensdruck entsprechend hoch. Aus diesem Grund ziehen die Patienten dann – verständlicherweise – weiter zum nächsten Arzt und der Kreislauf beginnt von vorn.

Auch Ärzte haben Unsicherheiten
Ein zweiter Grund für Wiederholungsdiagnostik liegt in der Unsicherheit der behandelnden Ärzte. Oft sind sie doch nicht ganz sicher, ob die Diagnose stimmt, und haben Sorge, eine schwerwiegende Erkrankung übersehen zu haben – was ja auch irgendwie nachvollziehbar ist.

Die Basisdiagnostik kann und sollte regelhaft durch den Hausarzt erfolgen. Lediglich die gynäkologische Untersuchung und individuelle Zusatzdiagnostik sollten von den jeweils anderen Fachärzten erbracht werden. Was ist aber die individuelle Zusatzdiagnostik? Und wie qualifiziert man sich als Patient dafür, dass sie durchgeführt wird? Wir verstehen darunter die Magenspiegelung, Darmspiegelung und verschiedene Funktionsteste oder andere bildgebende Verfahren, die über den Ultraschall hinausgehen.

Magen- und Darmspiegelung

Wie Sie sehen, gehören also Magen- und Darmspiegelung nicht unbedingt zur Basisdiagnostik, werden jedoch niedrigschwellig angeboten, um andere Erkrankungen auszuschließen, was ein Kriterium bei der Reizdarmdiagnostik darstellt. Sie bieten auch wirklich gute diagnostische Möglichkeiten und sind geeignet, jede Menge Erkrankungen zu finden bzw. auszuschließen.

> Die Fragestellung bei der Magen- oder Darmspiegelung sollte konkret benannt werden. Gerade beim Verdacht auf ein Reizdarmsyndrom mit Durchfall gehört eben nicht nur dazu, „reinzuschauen", sondern Ihr Arzt wird vor allem auch Proben entnehmen und gezielt die Zöliakie, mikroskopische Colitis oder chronisch entzündliche Darmerkrankung ausschließen.

Funktionsteste und bildgebende Untersuchungen

Bei Funktionstests sind vor allem die Atemteste gemeint, um eine Zuckerunverträglichkeit oder bakterielle Fehlbesiedlung des Dünndarms auszuschließen. Obwohl der Ultraschall breit verfügbar ist, neigen doch viele Ärzte dazu, eher eine Computertomografie (CT) oder Magnetresonanztomografie (MRT) des Bauches durchführen zu lassen. Die CT ist mit einer hohen Strahlenbelastung verbunden, die bei der Bauchraumuntersuchung bei ca. 10–20 mSv liegt. Die jährliche Strahlenbelastung, der wir aus Natur und Zivilisation ausgesetzt sind, liegt bei etwa 4 mSv. Und ein Transatlantikflug bringt zusätzlich ca. 0,1 mSv mit sich, ein Berufspilot schafft immerhin 5 mSv pro Jahr. Das heißt, die Strahlenbelastung eines einzigen CTs ist wirklich hoch und es ist theoretisch dadurch möglich, als Spätfolge Krebs zu entwickeln. Das soll keine Angst machen, aber dafür sensibilisieren, dass die Durchführung einer Computertomografie wirklich gute Gründe haben sollte! CTs und MRTs sind als bildgebende Diagnostik im Rahmen der Abklärung von Reizdarmsyndrom-Beschwerden in den meisten Fällen nicht indiziert! Gerade beim Reizdarmsyndrom liegt jedoch die Rate an durchgeführten CTs und MRTs vergleichsweise hoch. Das ist nicht nur gefährlich, sondern auch teuer für das Gesundheitssystem.

Spezielle Darmfunktionsmessungen

Weitere Darmfunktionsmessungen zielen darauf ab, spezifische Motilitätsstörungen des Dünn- und Dickdarms insbesondere bei schwereren Reizdarmsyndrom-Verläufen auszuschließen. Darmmotilität meint die aktiven Bewegungen des Darms, die nötig sind, um den Darminhalt zu transportieren. Die Bewegungen können normal, zu schnell, zu langsam oder unkoordiniert im Zusammenspiel ablaufen. Das kann man messen, allerdings sind das wirklich schon sehr spezielle Untersuchungen, die vielleicht in höchstens einer Handvoll deutschen Kliniken angeboten und vor allem beherrscht werden. Daher werden sie auch nicht für die Routinediagnostik empfohlen. Selbst zur Abklärung der Motilitätsstörungen finden sie keine regelhafte Anwendung, da die Verfügbarkeit eingeschränkt ist.

Patientenbeispiel: Sonja (44 Jahre)

Die 44-jährige Sonja ist als Lagerarbeiterin beschäftigt. Sie ist verheiratet und hat 2 Kinder. Sie hat keine Vorerkrankungen, die Medikamente erfordern und ist leicht übergewichtig, d. h., sie hat einen Body-Mass-Index (BMI) von 26. Dieser errechnet sich aus Körpergröße in cm und Gewicht in kg.

Sonja klagt seit ca. 10 Jahren über krampfartige Unterbauchschmerzen. Eine Gewichtsabnahme oder Blut im Stuhl habe sie nicht bemerkt. In der Familie gibt es keine Krebserkrankungen. Am meisten stört sie, dass sie nur so selten auf die Toilette gehen kann und wenn, dann ist der Stuhlgang so hart, dass sie stark drücken und pressen muss und manchmal über eine Stunde auf der Toilette sitzt. Außerdem hat sie Blähungen und Völlegefühl, welche im Laufe des Tages zunehmen, sodass ihr abends die Hose nicht mehr passt. Manchmal, wenn sie sich seitlich im Spiegel betrachtet, sieht sie aus wie damals in der Schwangerschaft. Morgens ist der Bauch relativ flach. Nachts kann sie gut schlafen, da hat sie keinerlei Beschwerden.

Zum Arztgespräch bringt sie zahlreiche Vorbefunde mit. Innerhalb der letzten 10 Jahre hat sich einiges angesammelt, welches sie gut sortiert in einem großen Ordner mit sich führt. Bei Durchsicht des Ordners finden sich die Befunde mehrfacher Magen- und Darmspiegelungen, jedoch immer ohne Auffälligkeiten, allenfalls war mal eine leichte Magenschleimhautentzündung beschrieben. Ebenso fanden sich immer normale Laborwerte, d. h., es gab nie Entzündungszeichen im Blut. Auch die Schilddrüsenwerte waren immer normal. Ein Bauchultraschall hatte eine leichte Fettleber ergeben. Auch bei der Frauenärztin war sie regelmäßig zur Vorsorge.

Bisher hatte sie sich irgendwie mit den Beschwerden abgefunden. Ihr Mann hatte anfangs noch etwas Verständnis für die Bauchschmerzen, aber eigentlich hatte er das eher als „Befindlichkeiten" abgetan. Jetzt ist der Ehemann zunehmend genervt, da auch einfache Freizeitaktivitäten wie Fahrradfahren oder Spazierengehen mehr und mehr zur Herausforderung werden und Sonja sich in ihrer Freizeit zunehmend zurückzieht und kaum noch rausgeht. Sonja beklagt nun eine weitere Zunahme der Beschwerden in der Zeit des Corona-bedingten Lockdowns. Die Grundstimmung habe sich von fröhlich zu traurig bewegt. Der Stress zu Hause und die Streitereien mit dem Partner aufgrund der Beschwerden sind nicht mehr auszuhalten. Welche Diagnose kann der Hausarzt anhand der Beschwerden und Vorbefunde stellen?

Sonja hat 100 % harte Stuhlgänge. Außerdem klagt sie noch über Blähungen und Schmerzen. Ihre Lebensqualität ist eingeschränkt, sie kann alltägliche Aufgaben kaum noch bewältigen und schon gar nicht die Freizeit genießen. Die Stimmung wird immer schlechter. Sie sucht aufgrund der Beschwerden ihren Arzt auf bzw. war schon bei vielen Ärzten. Bisher hat sie sich aber nicht verstanden gefühlt. Die Untersuchungen haben bisher ergeben, dass alles in Ordnung ist.

Insgesamt kann man aufgrund der erhobenen Beschwerden und allesamt unauffälligen Voruntersuchungen sofort die Diagnose Reizdarmsyndrom mit vorherrschender Verstopfung stellen und eine versuchsweise Therapie mit Stuhlweichmachern und Abführmitteln einleiten. Die psychischen Beschwerden werden dadurch vielleicht etwas gelindert, aber für Sonja wäre auch eine psychotherapeutische Vorstellung empfehlenswert.

3.3   Was sollte nicht untersucht werden?

Tatsächlich stellen viele Patientinnen und Patienten immer wieder Fragen nach sehr speziellen Untersuchungen, die teilweise viel Geld kosten oder kaum verfügbar sind bzw. nur in Speziallaboren oder universitären Forschungseinrichtungen durchgeführt werden. Es wäre schön, die Diagnose Reizdarmsyndrom mit einer einzigen Laboruntersuchung stellen zu können. Ähnlich dem Diabetes: Der Blutzucker ist dauerhaft erhöht, also liegt Diabetes vor.

> Solch einen eindeutigen Marker, der gut verfügbar und leicht messbar ist, gibt es jedoch für das Reizdarmsyndrom nicht.

Aktuell gehen wir davon aus, dass viele verschiedene Faktoren zur Symptomentstehung beitragen. Diskutiert wurden z. B. Parameter des Serotonin- und Immunstoffwechsels. Die Messung solcher Laborparameter kann jedoch momentan im klinischen und hausärztlichen Alltag nicht empfohlen werden. Es gibt bisher keinen ultimativen Laborwert für das Reizdarmsyndrom.

Hände weg von kommerziellen Stuhlanalysen!
Weiterhin gibt es viele Studien, die eine Imbalance der Darmbakterien mit dem Reizdarmsyndrom in Verbindung bringen. Leider zeigen diese Studien aber auch viele widersprüchliche Daten. Außerdem fehlen uns die Normalwerte. Welche und wie viele Bakterien gehören überhaupt in einen gesunden Darm? Da uns verlässliche und allgemeingültige Aussagen hierzu fehlen, ist es schier unmöglich, solche kommerziellen Stuhlanalysen zur Unterscheidung guter und schlechter Bakterien sinnvoll zu interpretieren und zu bewerten. Eine therapeutische Konsequenz kann daraus nicht abgeleitet werden. Die Ergebnisse verunsichern und lassen die Patienten mit noch mehr ungeklärten Fragen zurück. Das ist der Grund, weshalb die Reizdarmleitlinie und die Deutsche Fachgesellschaft für Magen-Darm-Erkrankungen Darmbakterienanalysen zur Diagnosestellung eines Reizdarmsyndroms aktuell nicht empfehlen.

Es ist jedoch gut möglich, dass zukünftig diese Analysen so zu lesen und zu bewerten sind, dass Patienten damit individuell geholfen werden kann. Davon sind wir aber noch (weit) entfernt.

Obwohl Ernährungsfaktoren nachgewiesenermaßen eine große Rolle bei der Symptombildung bei vom Reizdarmsyndrom Betroffenen spielen, messen wir in der Reizdarmdiagnostik keine nahrungsspezifischen Antikörper (Immunglobulin G), also körpereigene Abwehrstoffe gegen Nahrungsmittel, da echte Lebensmittelallergien selten sind.

Zusammenfassung

- Die Symptome des Reizdarmsyndroms sind vielfältig und können unspezifisch sein.
- Reizdarmsymptome können Ausdruck vieler anderer Erkrankungen sein.
- Patienten mit Reizdarmsyndrom erhalten oft viele nötige, aber auch unnötige Untersuchungen.
- Zu den Basisuntersuchungen gehören das ärztliche Gespräch, wenige Laborwerte, ein Ultraschall und ggf. eine Magen- und Darmspiegelung.
- Bei Frauen empfiehlt sich zusätzlich eine gynäkologische Untersuchung.
- Sind die Ergebnisse all dieser Untersuchungen unauffällig, d. h., sie können nicht das Ausmaß der erlebten Beschwerden erklären, so ist das Reizdarmsyndrom, wenn alle Diagnosekriterien erfüllt sind, sicher.
- Die Durchführung weiterer und wiederholender Untersuchungen – zumindest solange keine neuen anderen Beschwerden hinzugekommen sind – sollte vermieden werden.
- Einmal gewissenhaft untersuchen reicht aus!
- Viel wichtiger ist es, alle Befunde zu überprüfen und nur die Untersuchungen zu ergänzen, die noch fehlen, um eine relevante Differenzialdiagnose auszuschließen.
- Manch angebotener Test ist nicht sinnvoll: Dazu gehören momentan die kommerziell angebotenen Stuhlanalysen, die Bakterien im Darm differenzieren. Leider können Ärzte aus diesen Befunden noch keine sinnvollen therapeutischen Schlüsse ziehen. Vielleicht ändert sich das irgendwann.

4

Behandlungsmöglichkeiten

Vielleicht wurde Ihnen bisher im Rahmen Ihrer Arztbesuche und Recherchen etwas anderes vermittelt, aber die Behandlungsoptionen beim Reizdarmsyndrom sind wirklich groß! (Abb. 4.1).

Wir sprechen von einem multimodalen Therapiekonzept mit vielen verschiedenen Bausteinen, die in Abb. 4.2 gezeigt werden.

4.1 Lebensstiländerung

Veränderungen des Lebensstils bzw. des „Lifestyles" klingen auf der einen Seite spannend und modern. Wenn man jedoch genauer hinschaut und darüber nachdenkt, was es eigentlich bedeutet, wird einem schnell klar, dass die Veränderung eines einstudierten Lebens mit bestimmten Gewohnheiten gar nicht so einfach ist und viel Kraft erfordert. Vermutlich mehr Kraft als das Einnehmen einer Tablette. Dabei ist eine Veränderung der täglichen Gewohnheiten ein mächtiges Mittel, dauerhaft Linderung oder Besserung von Beschwerden zu

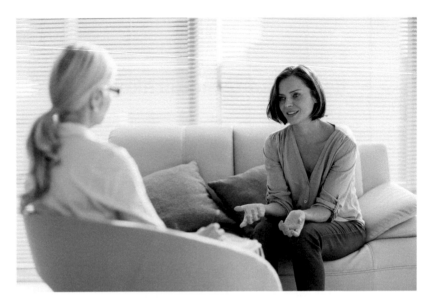

Abb. 4.1 Besprechen Sie mit dem Arzt, welche Therapiebausteine Sie ausprobieren möchten. (Quelle: WavebreakmediaMicro – stock.adobe.com)

erreichen. Stellen Sie sich vor: Sie allein können das bewirken! Wie wird man sich fühlen, wenn man viel verändert hat? Denken Sie an jemanden, der Bluthochdruck und Gicht hat und zu viel Gewicht auf die Waage bringt. Betroffene wünschen sich eine „Wunderpille". Aber in erster Linie besteht bei der oben genannten Konstellation die Therapie in einer Lebensstiländerung: mehr Bewegung, Ernährungsumstellung, ausreichende Flüssigkeitszufuhr. Eine Reduktion des Körpergewichts von 10 % (wenn Sie 80 kg wiegen, sind das 8 kg) verändert die Stoffwechselsituation im Körper massiv. Der Blutdruck sinkt, ganz ohne Medikamente. Das Risiko chronischer Herz-Kreislauf-Erkrankungen reduziert sich. Der Körper wird es danken. Klingt alles einfach, scheitert aber bei den meisten an der Umsetzung.

Leidensdruck und Motivation

Je größer der Leidensdruck, desto eher besteht vielleicht eine Motivation, selbst etwas zu verändern. Beim Reizdarmsyndrom ist der Leidensdruck

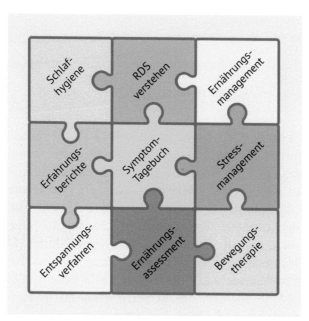

Abb. 4.2 Es gibt viele Therapiebausteine, die Sie nutzen können. (© Rechte bei M. Goebel-Stengel)

sehr hoch und die Lebensqualität schlecht. Viele Betroffene möchten wissen, was sie selbst tun können. Und es gibt jede Menge Sachen, die Sie tun können! Dazu müssen Sie aber ausreichend aufgeklärt sein über die Erkrankung, Ursachen und Therapiemöglichkeiten. Bereits die Aufklärung über das Krankheitsbild trägt zur Symptomverbesserung bei.

Fakten zum Reizdarmsyndrom

- Es handelt sich um eine gutartige Erkrankung mit normaler Lebenserwartung!
- Leider verläuft sie chronisch und in Schüben. Das macht sie unberechenbar.
- Der Verlauf kann nicht vorhergesagt werden.
- Die Beschwerden können variieren, „Attacken" jederzeit auftreten, völlig aus dem Nichts.

- Das Wissen um auslösende und Stressfaktoren hilft beim Umgang mit der Erkrankung.
- Die Therapie des Reizdarmsyndroms ist zum Teil langwierig und frustrierend.
- Eine Wunderheilung ist nicht realistisch.

Haben Sie gestern noch die Antipasti beim Italiener um die Ecke vertragen, führt vielleicht morgen der Verzehr zu schwerwiegenden Folgen. Ihre Tagesform und -aufgaben, akuter oder chronischer Stress, Erkältungen oder andere Infektionen oder gar eine Pandemie beeinflussen die Symptome. Und was ist überhaupt Stress? Für den einen bedeutet der nahende Projektabschluss Stress, für einen anderen vielleicht der drohende Besuch der (Schwieger-)Mutter. Die Nächste versucht, Haushalt und Kinder unter einen Hut zu bringen. Das Wissen um auslösende und Stressfaktoren hilft beim Umgang mit der Erkrankung. Die Therapie des Reizdarmsyndroms ist zum Teil langwierig und frustrierend. Aber bei welcher chronischen Erkrankung ist die Therapie einfach? Denken Sie an unser Beispiel weiter oben: Wenn es mit der Ernährungsumstellung und Gewichtsabnahme nicht so klappt wie gewollt, bleibt die Einnahme von Blutdruck senkenden Medikamenten und solchen, die die Gicht bekämpfen. Aber allein die Blutdruckeinstellung kann Wochen, Monate, gar Jahre dauern. Und sie ist nur halb so gut ohne Gewichtsabnahme und mehr körperliche Bewegung. Werden die Medikamente aufgrund von Nebenwirkungen nicht vertragen, beginnt die Einstellung wieder von vorn. Anderen Menschen mit chronischen Erkrankungen geht es also durchaus ähnlich. Die Medizin und vor allem die behandelnden Ärzte kennen nämlich bei fast allen Erkrankungen (noch) nicht das Allheilmittel. Auch darüber muss unbedingt gesprochen werden.

Viele Betroffene suchen Jahre nach einem „Experten". Wenn sie ihn dann gefunden haben, gehen sie davon aus, dass innerhalb kurzer Zeit alle Beschwerden „wie weg" sind (solche Versprechen werden übrigens leider auch von der Medikamentenwerbung suggeriert, aber so gut wie immer gebrochen). Diese Erwartungshaltung ist jedoch nicht realistisch.

Das sollte thematisiert werden. Eine schrittweise Verbesserung ist sicherlich möglich, aber Heilung von einem Tag auf den anderen – wenn überhaupt – gibt es bei keiner chronischen Erkrankung.

Sie sind gefragt!

Außerdem sind Sie selbst oder die Betroffenen aufgefordert, an der Therapie mitzuwirken. Gemeinsam mit dem behandelnden Arzt soll überlegt werden, welche Therapievorschläge am besten für Sie persönlich passen. Manchmal hilft es auch, mit anderen Betroffenen zu reden. Für vermutlich jede Erkrankung gibt es Selbsthilfegruppen, so auch für das Reizdarmsyndrom. Das Treffen und der persönliche Austausch erscheinen heutzutage fast etwas altmodisch. Deshalb ist es wichtig, sich das Kommunikationsmittel der eigenen Wahl herauszusuchen. Durch Internetforen, Chats, Telefon und soziale Medien ist es möglich, dass jeder eine Plattform finden kann, die ihm zusagt und über die er, ggf. sogar anonym, kommunizieren kann.

Ein paar Tips gibt es, die eigentlich jeder mit wenig Aufwand beherzigen kann, indem er oder sie einfach ein bisschen mehr darauf achtet. Sie klingen wie Omas Ratschläge. Aber wenn man darüber nachdenkt, zielen sie alle darauf ab, sich mehr Zeit für sich selbst und seinen Körper zu nehmen und Dinge bewusster zu machen und zu erleben:

Checkliste

- Ich führe ein Ernährungs- und Symptomtagebuch.
- Ich habe an einer Ernährungsberatung teilgenommen.
- Ich trinke genug Wasser oder Tee und reduziere Kaffee, Alkohol sowie kohlensäurehaltige Lifestyle-Getränke.
- Inhaltstabellen dienen nur der Orientierung, da der Gehalt nicht immer mit der Verträglichkeit des jeweiligen Nahrungsmittels übereinstimmt.
- Ich esse regelmäßig drei Haupt- und mehrere Zwischenmahlzeiten am Tag.
- Ich reduziere sehr fettige, gewürzte oder scharfe Speisen.
- Ich reduziere stark blähende Speisen mit Zwiebeln, Kohl und Bohnen.
- Ich vermeide künstlich gesüßte Nahrungsmittel und Fast Food.
- Ich nehme mir Zeit fürs Essen. Ich esse langsam und in Ruhe und kaue gut.

- Ich esse nicht zu viel auf einmal.
- Ich bewege mich regelmäßig.
- Ich probiere Entspannungsverfahren zumindest einmal aus.

Körperliche Aktivität

Regelmäßiges Walking, Aerobic oder Fahrradfahren wirken sich langfristig positiv auf die Lebensqualität und das Stressempfinden aus und mindern Magen-Darm-Symptome. Je höher die körperliche Aktivität, desto besser das Wohlbefinden. Auch Yoga verbessert Schmerzen, Magen-Darm-Symptome und die Schlafqualität bzw. lindert chronische Müdigkeit. Entspannungs- und meditative Verfahren verbesserten in Studien alle typischen Reizdarmsymptome.

Alternative Heilverfahren

Andere Verfahren, wie sie beispielsweise in der traditionellen chinesischen Medizin zu finden sind, z. B. Akupunktur oder Moxibustion, können einzelnen Betroffenen helfen, die Lebensqualität zu verbessern. Sie können ergänzend eingesetzt werden.

Letztendlich kann alles empfohlen werden, was hilft. Es gibt nur eine Regel: Es kann alles versucht werden, aber wenn es nicht hilft, und das gilt ebenso für Medikamente oder alle anderen (vor allem teuren) therapeutischen Mittel, dann sollte es auch wieder aufgehört oder abgesetzt werden.

Patientenbeispiel (Katja, 40 Jahre)

Katja leidet seit gut drei Jahren an immerwährenden Schmerzen. Seit über einem Jahr ist sie nun arbeitsunfähig. Sie sucht dringend Unterstützung und Austausch, hat aber in ihrer Großstadt keine Selbsthilfegruppe gefunden. Bisher wurde bei allen Untersuchungen im Blut, Ultraschall, Röntgen, MRT-Sellink (spezielles MRT des Dünndarms), Darmspiegelung, Transitbestimmung, Allergietests, Stuhlproben, in der Neurologie und beim Gynäkologen nichts gefunden. Sie leidet stark unter Dünndarm-schmerzen vor allem nach der Nahrungsaufnahme mit Dauerblähbauch, Schmerzen und chronischer Verstopfung und Entleerungsstörung. Natürlichen, also spontanen Stuhlgang hat sie nie. Sie muss immer selbst mit Ausräummanövern nachhelfen. Eine Milch- und Fruchtzuckerunverträglichkeit wurden ausgeschlossen. Bei der Reha war sie schon. Und beim Osteopathen. Den musste sie selbst bezahlen. Genauso wie die Heilpraktikerin. Aber die hat wenigstens zugehört, und es gab Stuhlproben zu Pilzen, Parasiten und Bakterien. Da wurde ihr das mit der Fehlbesiedlung gesagt. Katja vermutet, nachdem sie sich belesen hat, an einem Reizdarmsyndrom mit Fehlbesiedlung im Dünndarm zu leiden. Sie hat deshalb schon Diäten gemacht und Probiotika eingenommen. Ohne Erfolg. Sie isst fast nichts mehr und hat dadurch 5 kg abgenommen. Sie leidet weiterhin unter Schmerzschüben, chronischer Verstopfung, Migräne und Schlaflosigkeit.

Bei dieser Patientin mischen sich die verschiedensten Symptome. Möglicherweise liegt auch eine Essstörung vor. Zumindest sollte diese in die differenzialdiagnostischen Überlegungen aufgenommen werden. Interessant wäre zu wissen, unter welchem Symptom Katja am meisten leidet. Erfahrungsgemäß ist es der fehlende Stuhlgang. Hier könnte man Prucaloprid ausprobieren, ein Medikament, welches den Stuhlgang fördert – manchmal so gut, dass die Patienten plötzlich über Durchfall klagen! Der Austausch in Selbsthilfegruppen oder Internetforen, wo sich Menschen mit ähnlichen Beschwerden unterhalten können, ist ein wichtiger Baustein in der Therapie. Leider gibt es diese Gruppen nicht in jeder Stadt. Mit Sicherheit finden sich aber in jeder Stadt genügend Menschen mit diesen Beschwerden. Daher lohnt sich also der Aufwand, selbst eine Gruppe zu gründen. Über die sozialen Medien sollte das heutzutage gut möglich sein. Katja hat selbst eine Gruppe gegründet. Der Austausch mit anderen Betroffenen hat ihr geholfen, manche Symptome besser zu akzeptieren. Darüber hinaus erhielt sie hilfreiche therapeutische Tipps von anderen.

4.2 Ernährung

Viele Menschen ernähren sich heutzutage gesund. Aber das, was viele unter einer gesunden Ernährung verstehen, ist nicht unbedingt das, was einem gereizten Darm gut tut!

Modediäten mögen dafür sorgen, abzunehmen, aber Betroffenen mit Reizdarmsyndrom tun sie oft nicht gut. Daher gehört zu einer guten ärztlichen Anamnese auch die Frage nach Ernährungsgewohnheiten.

Patientenbeispiel (Simone, 26 Jahre)

Simone klagt vor allem über starke Blähungen und Durchfall. Die Ernährungsberaterin möchte von ihr ein Tagebuch (Abb. 4.3), in dem sie vermerkt, wann und was sie isst und welche Beschwerden zu welchem Zeitpunkt auftreten. Darüber hinaus könnten in dieses Tagebuch noch weitere Infos wie Stuhlverhalten, Stimmungslage oder Stressfaktoren mit aufgenommen werden. Da eigentlich alle Ernährungsberater solch ein Tagebuch sehen möchten, sollte man dieses bereits vor dem Termin führen. Es gibt mittlerweile einige Apps, die es ermöglichen, zu jeder Tag- und Nachtzeit Daten einzutragen.

Im ersten Treffen fragt die Ernährungsberaterin, nachdem sie das Tagebuch gesichtet hat, sofort weiter detailliert nach Simones Tagesablauf: Wann steht Simone auf? Was isst sie zum Frühstück? Laut Tagebuch isst sie kein Frühstück – stimmt das? Was trinkt sie? Wie oft am Tag isst sie? Isst sie in Gesellschaft oder allein?

Folgendes erzählt Simone: Das Frühstück lässt sie immer aus. Das erste Mal isst sie gegen Mittag. Da sie sich gesund ernähren möchte, isst sie nur Obst zum Mittag. Sie hat gehört, dass Hülsenfrüchte gesund sind. Daher ergänzt sie manchmal zum Obstsalat oder Smoothie noch einen Linsensalat. Da Kaffee beziehungsweise zu viel Kaffee schädlich sind, trinkt sie lieber Cola, um wachzubleiben. Abends, wenn sie nach Hause kommt, hat sie dann ziemlich großen Hunger. Dann kocht sie sich selbst etwas, zum Beispiel einen großen Teller Nudeln mit Pesto. Dazu knabbert sie dann noch etwas Rohkost (Abb. 4.3).

Für Menschen ohne Reizdarmsyndrom mag diese Form der Ernährung unproblematisch sein. Vermutlich hält sie sogar schlank, immerhin enthält sie nur wenige Fette oder Eiweiße! Die sind aber unbedingt nötig, damit Verdauungssäfte überhaupt aktiviert werden und die Bewegungen des Magen-Darm-Trakts steuern können!

Tag / Uhrzeit	Mahlzeit	Symptom- (stärke)	Begleit- faktoren	Emotionale Reaktion	Gedanken / Kognition
	- Milchkaffee	- Schmerzen	- Aktivität	- Wut	- Kontrollverlust
	- Müsli mit Joghurt	- Durchfall	- Stress	- Ärger	- Hilflosigkeit
	- halbe Birne		- Urlaub	- Angst	

Abb. 4.3 Beispiel Aufbau für ein Ernährungstagebuch

In Simones Ernährungsplan finden sich auch Aspekte des Intervallfastens wieder.

Beim Intervallfasten entscheidet man sich dafür, über einen längeren Zeitraum, meistens abends, nachts und am Morgen zu fasten. Das resultiert dann in einem Verhältnis von z. B. 16:8, d. h., 16 Stunden wird nichts gegessen (Wassertrinken ist erlaubt) und in einem Zeitraum über 8 Stunden darf gegessen werden (analog 14:10). Praktisch würde dies bedeuten: Abendessen vor 18 Uhr, nächste Mahlzeit morgens um 10 Uhr. Zwischen 10 und 18 Uhr darf dann normal gegessen werden. 18 Uhr startet wieder die Fastenpause.

Es gibt jedoch einige Aspekte in dem oben beschriebenen Ernährungsplan, die mit hoher Wahrscheinlichkeit dafür sorgen werden, dass die Bauchbeschwerden zunehmen. Zum einen ist die Ernährung sehr fruktoselastig. Ein Zuviel an Fruktose kann Blähungen und Durchfall verursachen. Insbesondere Smoothies, also Säfte aus pürierten Früchten bedeuten eine große Ladung Fruktose innerhalb kurzer Zeit für den Dünndarm. Da kann es passieren, dass die Transportkapazität schnell überschritten wird (siehe auch Abschn. 2.3). Zusätzlich isst Simone gern Hülsenfrüchte. Die sind wirklich gesund. Aber sie verursachen Blähungen, der Volksmund kennt viele Sprüche für die Wirkungen von Erbsen, Bohnen und Linsen! Cola enthält sehr viel Fruktose. Da sie in flüssiger Form aufgenommen wird, flutet sie, ähnlich wie Smoothies, besonders schnell im Dünndarm an und kann zu ähnlichen Beschwerden führen. Und abends die große Ladung Kohlenhydrate in Form von Nudeln gepaart mit Heißhunger werden mit Sicherheit das Gefühl eines geblähten Bauches hinterlassen! Fehlende Eiweiße und Fette sorgen für einen zu schnellen Transit durch den Magen-Darm-Trakt, was zu Durchfall beitragen kann und dem Darm nicht genügend Zeit gibt, alle Nährstoffe zu spalten oder aufzunehmen. Die vielen unverdauten bzw. nicht aufgenommenen Nährstoffe, die in den Dickdarm gelangen, sind ein Festschmaus für die Darmbakterien, die sie zersetzen und dabei Gase bilden.

Sehr fettreiche Speisen, die langkettige Fettsäuren beinhalten, können Symptome wie Völlegefühl und Übelkeit eher auslösen als mittelkettige Fettsäuren oder Glukose. Unregelmäßiges und und schnelles Essen ist mit einer Zunahme an Beschwerden assoziiert.

> Patienten mit Reizmagensyndrom sollten ausgesprochen fetthaltige Mahlzeiten meiden, da Nahrungsfette zu einer Verlangsamung der Magenentleerung führen und Symptome wie Völlegefühl, Aufgeblähtsein (Meteorismus) und Übelkeit verstärken können.

Was ist mit Heilfasten?

Beim Heilfasten werden Kalorien reduziert, aber nicht auf Null gesetzt. Die Nahrungsaufnahme erfolgt nur flüssig, z. B. mit Wasser, Saft oder Tee. Dazu kommen Bewegungs- und Entspannungsübungen. Es geht also nicht nur um die Reduktion von Kalorien. Vorgesehen ist das ganze über einen Zeitraum von 5–10 Tagen, plus Vor- und Nachbereitungstage.

Oft wird zuvor eine abführende Darmreinigung, z. B. mit Glaubersalz, empfohlen. Kaffee, Alkohol und Nikotin sind währenddessen nicht erlaubt.

Natürlich können auch Patienten mit Reizdarmsyndrom eine Heilfastenkur ausprobieren. Erfahrungsgemäß ist es jedoch für Patienten mit Reizdarmsyndrom nicht so förderlich, lange Zeit gar nichts zu essen oder Saft auf nüchternen Magen zu trinken. Ob es Ihnen danach besser geht, müssen Sie selbst herausfinden.

Wie könnte man nun Simones Speiseplan verändern, damit er ein besseres Bauchgefühl hinterlässt (Tab. 4.1)?

Was bedeutet FODMAP?

FODMAP beschreiben eine größere Gruppe von Kohlenhydraten, von denen angenommen wird, dass sie weniger verträglich als andere sind. Es gibt ganze Bücher und Ernährungsratgeber darüber. Wer sich weiter informieren möchte, sollte auf entsprechende Ratgeber zurückgreifen. Eins sei aber gesagt: Bei einer Low-FODMAP-Diät (also wenig FODMAP essen) geht es eben nicht darum, *alle* Kohlenhydrate der FODMAP-Gruppe komplett und für immer wegzulassen! Es geht viel mehr darum, die zu identifizieren, die für einen selbst besonders schwer zu verdauen sind oder Probleme bereiten. Das kann bei jedem anders sein. Daher gibt es keine Universalformel. Eine FODMAP-arme Diät

Tab. 4.1 Vorschlag Speiseplan Fallbeispiel Simone

Vorher	Nachher
Kein Frühstück	Obst ist ok. Dazu passt fetthaltiger (3,5 %) Joghurt oder Quark (keine Magerstufe!). Das enthaltene Eiweiß und Fett verzögert die Magenentleerung und führt dazu, dass weniger Fruktose gleichzeitig ankommt. Es verteilt sich mehr. Die Aufnahme funktioniert besser. Das Sättigungsgefühl tritt ein. Smoothie ist schwierig, weil er wirklich nur Frucht enthält, vielleicht lieber weglassen
Obst zum Mittag in Form von Obstsalat oder Smoothie	Wie wäre es statt Obstsalat mittags mit einem Salat und Hühnerbrust oder Fisch? Der Kaloriengehalt hält sich in Grenzen. Aber die Ausgewogenheit an Kohlenhydraten, Eiweißen und Fetten ist prima
Linsensalat	Linsensalat bei Reizdarm, vielleicht sogar noch mit exotischen Gewürzen, ist eher schwierig. In der therapeutischen Anfangsphase wäre es empfehlenswert, den Konsum von Hülsenfrüchten lieber eine Zeit lang einzuschränken
Cola	Simone sollte lieber auf stilles Wasser oder ungesüßte Tees umsteigen. Obgleich es keine Daten dafür gibt, dass die Kohlensäure schädlich ist oder mehr Blähungen verursacht, berichten doch viele Patienten davon, dass sie stilles Wasser besser vertragen. Außerdem enthält Cola viel zu viel Zucker, davon reichlich Fruktose
Abends großer Teller Nudeln mit Pesto	Ein kleiner Teller Nudeln mit Pesto oder vielleicht einer Gemüsebolognese wäre definitiv besser für das Bauchgefühl. Dass Simone selbst kocht, ist prima
Rohkost	Rohkost wird oft schlechter vertragen als gedünstetes Gemüse. Daher könnte Simone anstelle von Rohkost lieber gedünstetes Gemüse zu den Nudeln essen

führt bei >50 % der Patienten mit Reizdarmsyndrom zu einer deutlichen Reduktion der Beschwerden (Abb. 4.4).

Die Ratgeber dienen dazu, sich zu informieren, welche Nahrungsmittel zur FODMAP-Gruppe gehören. Vielleicht ernähren Sie sich tagsüber am liebsten von Dörrpflaumen, weil die so gesund sind, wundern sich aber abends über Blähungen? Im FODMAP-Ratgeber könnten Sie jetzt nachlesen, dass Dörrobst extrem konzentriert ist, somit mehr Fruktose enthält und zudem noch Polyole. Damit sind sie geradezu prädestiniert dazu, Blähungen und Durchfall zu verursachen.

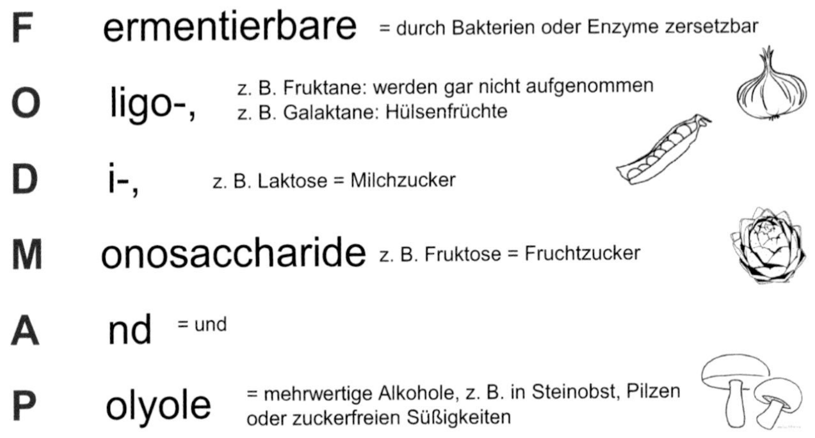

F ermentierbare   = durch Bakterien oder Enzyme zersetzbar

O ligo-,   z. B. Fruktane: werden gar nicht aufgenommen
z. B. Galaktane: Hülsenfrüchte

D i-,   z. B. Laktose = Milchzucker

M onosaccharide   z. B. Fruktose = Fruchtzucker

A nd   = und

P olyole   = mehrwertige Alkohole, z. B. in Steinobst, Pilzen
oder zuckerfreien Süßigkeiten

Abb. 4.4 Darstellung der Kohlenhydrate, die als FODMAP zusammengefasst werden

FODMAP-Kohlenhydrate vereinen drei wesentliche Charakteristika

1. Werden sie im Dünndarm nicht richtig aufgenommen, bewirken sie einen Wassereinstrom in den Dünndarm, was den Stuhlgang flüssiger werden lässt.
2. Dadurch, dass sie aus verschiedenen Gründen nicht komplett im Dünndarm aufgenommen werden, wandern sie weiter in den Dickdarm, wo die bakterielle Zersetzung zur Freisetzung von Gasen führt.
3. Diese können den Darm dehnen, was bei manchen Schmerzen verursacht.

Wir wissen, dass Patienten mit Reizdarmsyndrom oft unter einer Überempfindlichkeit des Darms, einer viszeralen Hypersensitivität leiden, die eine stärkere Schmerzwahrnehmung nach sich zieht. Das ist der Grund dafür, dass manche Menschen mehr unter Blähungen leiden als andere.

Abb. 4.4 erläutert bereits, wofür die einzelnen Buchstaben bei FODMAP stehen. Im Folgenden soll das Konzept noch etwas ausführlicher erklärt werden.

Fermentierbar: Es heißt so viel wie „zersetzbar". Fermente sind Enzyme, also körpereigene Helfer, die große Nährstoffe zu kleinen zerteilen. Bakterien können das auch.

Oligosaccharide: Auch Mehrfachzucker genannt, dazu zählen aneinandergereihte Fruchtzuckermoleküle, sogenannte Fruktosepolymere. Zu ihnen zählen Fruktane, Inuline, Fruktooligosaccharide und Galaktane, die in Weizen, Zwiebeln, Knoblauch, Artischocken und Hülsenfrüchten vorkommen. Manche dieser Stoffe werden gar nicht vom menschlichen Körper aufgenommen. Sie dienen als Ballaststoffe und Nahrungsquelle für Darmbakterien und sind in der Nahrungsmittelindustrie beliebt als Fettersatz oder erhöhen den Ballaststoffanteil in Fertigprodukten.

Disaccharide: Das wichtigste FODMAP-Disaccharid, also Doppelzucker, ist Milchzucker (Laktose), der aus den resorbierbaren Einfachzuckern (Monosacchariden) Galaktose und Glukose besteht. Die Fähigkeit zur Spaltung von Laktose durch das im Dünndarm vorkommende Enzym Laktase geht nach der Kindheit verloren, bleibt jedoch bei manchen Menschen aufgrund einer Genmutation erhalten.

> Es bleibt eine Laktaserestaktivität von 5–10 % erhalten, was eine Aufnahmekapazität von ca. 6–12 g Laktose/Mahlzeit schafft. Dies entspricht ca. 120 ml Milch, also ungefähr einer normalen Tasse. Somit können kleinere Mengen an Laktose gut aufgenommen werden.

Monosaccharide: Eine übermäßige Zufuhr des Einfachzuckers Fruktose trägt bei den meisten Patienten mit Reizdarmsyndrom signifikant zu Symptomen bei. Erwiesen ist, dass eine fruktosereduzierte Diät diese Symptome verringert. Die tägliche Fruktoseaufnahme kann heutzutage 60–100 g betragen und liegt damit um 1000 % höher als noch in den 70er-Jahren. Das übersteigt die Transportkapazität im Dünndarm (siehe auch Abschn. 2.3). Zu viel Fruktose führt nicht nur zu Magen-Darm-Beschwerden, sondern ist auch vergesellschaftet mit Diabetes, Fettleibigkeit und Lebererkrankungen. Übermäßig viel freie Fruktose findet sich in Obstsorten wie Apfel, Birne, Mango, Wassermelone sowie in Honig oder Trockenfrüchten. Glukose (Traubenzucker) hilft, mehr Fruktose aufzunehmen. Das bedeutet, je mehr Traubenzucker zusätzlich zum Fruchtzucker in einem Obst oder Nahrungsmittel enthalten ist, desto besser wird die Fruktose aufgenommen. Ein Verhältnis von Glukose/Fruktose von 1:1 in einer Speise, was z. B. durch Süßen mit Traubenzucker erreicht werden kann, führt zu einer zusätzlichen Aufnahme von Fruktose über den Glukose-2-Transporter (GLUT2). Es gibt einige Obstsorten, die relativ dicht an ein ausgewogenes Verhältnis von Glukose und Fruktose heranreichen. Dazu zählen Bananen, Zitrusfrüchte, Kiwis, Weintrauben und Beeren. Vielleicht ist Ihnen aufgefallen, dass Sie diese Sorten besser vertragen als andere?

> Haushaltszucker und Traubenzucker unterscheiden sich nicht nur in der Konsistenz! Traubenzucker ist pure Glukose. Als krümeliger Haushaltszucker wird das Disaccharid Saccharose, welches aus Glukose und Fruktose besteht, verkauft. Fruchtzucker findet sich nicht nur in Früchten. Viele Produkte heutzutage werden künstlich mit *„high fructose corn syrup"* gesüßt. Somit finden sich auch in anderen Nahrungsmitteln erhebliche Quellen an Fruchtzucker, sodass deren übermäßiger Verzehr Beschwerden verursachen kann und zudem ungesund ist.

Polyole: Diese mehrwertigen Alkohole dienen als künstliche Süßungsmittel in zuckerfreien Süßigkeiten und sind als Zusatzstoff mit „E" wie z. B. E420 (Sorbitol), E967 (Sylitol), E421 (Mannitol), E965 (Maltitol) und E953 (Isomalt) gekennzeichnet. Sie können abführend wirken, was in der Fachliteratur als Kaugummi-Diarrhö bezeichnet wird. Natürlich vorkommende Polyole finden sich in getrockneten Früchten und Pilzen.

> Das Prinzip der FODMAP-armen Diät besteht darin, Nahrungsmittel mit sehr hohem FODMAP-Gehalt zu eliminieren (Restriktionsphase). Nach sechs bis acht Wochen können die individuellen Toleranzschwellen (Wie viel vertrage ich von welchem Produkt, ohne dass Beschwerden auftreten?) erprobt werden (schrittweise Wiedereinführung). Jede Diät sollte nur unter ernährungsmedizinischer oder diätberatender Assistenz durchgeführt werden (Personalisierung der Diät)!

Ballaststoffe

Ballaststoffe sind Fluch und Segen zugleich. Dienen sie bei Menschen mit Durchfall dazu, das Stuhlvolumen zu erhöhen, also den Stuhlgang fester zu machen, helfen sie Menschen mit Verstopfung, leichter Stuhlgang zu haben. Sie werden meist nicht verdaut und dienen den

Darmbakterien als Hauptfutterquelle, was, wie Sie jetzt schon gelernt haben, eben auch zu einer vermehrten Gasproduktion führen kann. Der Tipp also, dass Ballaststoffe gut für die Verdauung sind, ist richtig und falsch zugleich. Natürlich können sie den Stuhlgang verbessern. Sie können ihn aber auch verschlechtern und Blähungen mit Schmerzen verursachen oder verstärken.

Man unterscheidet zwischen löslichen und unlöslichen Ballaststoffen. Lösliche Ballaststoffe wie Flohsamen/-schalen (Psyllium oder Ispaghula) sind wirksamere Abführmittel als unlösliche wie Korn und Weizenkleie. Die Dosis muss individuell ermittelt werden. Ballaststoffe zeigen sich vor allem beim Reizdarmsyndrom mit Verstopfung wirksam. Als Dosis bei Flohsamenschalen kann 2- bis 6-mal täglich 1 Messlöffel bzw. 1 Beutel (kann man direkt kaufen) jeweils mit je 150 ml Wasser versucht werden. Insgesamt sollte auf eine ausreichende Flüssigkeitszufuhr geachtet werden. Auch Laktulose ist ein Ballaststoff und kann als Abführmittel eingesetzt werden, z. B. als Saft 1- bis 4-mal täglich ca. 10–20 ml. Laktulose führt aber oftmals zu Blähungen.

> Ein Therapieversuch mit Ballaststoffen kann beim Reizdarmsyndrom immer versucht werden. Ernährungsberater empfehlen, täglich Getreideprodukte aus Vollkorn zu essen.

Histamin

Das Thema Histaminunverträglichkeit wurde bereits in Abschn. 2.3 ausführlich beleuchtet. Dennoch soll an dieser Stelle nochmal erwähnt werden, dass die Basis der Therapie beim sogenannten Histaminintoleranzsyndrom in einer konsequenten Reduktion von exogen zugeführtem Histamin besteht. Besonders histaminhaltig und histaminfreisetzend sind hefehaltige Backwaren, Alkoholika, einige Gemüsesorten, reifer Käse, Konserven oder Räucher- und Pökelware. Tab. 2.1 in Kap. 2 führt weitere histaminhaltige oder freisetzende Lebensmittel auf.

> Insbesondere Patienten mit Kohlenhydratunverträglichkeiten berichten oftmals auch über histaminassoziierte Beschwerden.

Gluten

Eine glutenfreie Diät muss bei Zöliakie, einer echten Allergie gegen Gluten und verwandte Stoffe, streng eingehalten werden. Ein dauerhafter Glutenreiz im Darm kann bei Patienten mit Zöliakie zu einer schweren und langfristigen Entzündung des Dünndarms führen mit dem Risiko der Krebsentwicklung.

Es gibt aber auch einen Anteil von Patienten mit Reizdarmsyndrom, bei denen sowohl eine Zöliakie als auch eine Weizenallergie ausgeschlossen wurde und die dennoch mit Magen-Darm-Beschwerden auf Weizen oder andere Weizeninhaltsstoffe reagieren. Man nennt diesen Zustand Weizensensitivität (mehr dazu in Abschn. 2.3). Viele Patienten mit Reizdarmsyndrom sind weizensensitiv. Bei ihnen führt eine glutenfreie Diät zu lang anhaltender Besserung von Magen-Darm-Beschwerden, aber auch anderer Symptome. Das Problem ist, dass eine glutenfreie Ernährung eine geringere Aufnahme an Kalorien und Ballaststoffen, aber mehr gesättigte Fettsäuren bedeutet. Das ist nicht unbedingt gesund. Des Weiteren ändern sich bei jeder drastischen Ernährungsumstellung die Anzahl und Vielfalt der im Darm ansässigen Bakterien, was Auswirkungen auf das Darmimmunsystem, die Darmbeweglichkeit, Schmerzwahrnehmung und Barrierefunktion hat.

> Während bei Patienten mit Zöliakie bereits Brotkrümel Beschwerden auslösen und zu langfristigen Schleimhautschädigungen führen können, ist die Schwelle bei der Weizensensitivität (Nicht-Zöliakie-Gluten-Sensitivität) unklar. Wie bei anderen restriktiven Diäten kann eine strikte glutenfreie Diät ohne ernährungstherapeutische Führung schwerwiegende Mangelerscheinungen lebenswichtiger Vitamine verursachen.

Nahrungsassoziierte Beschwerden sind häufig

Mehr als 60 % der Patienten mit Reizdarmsyndrom beziehen ihre Blähungen und Bauchschmerzen auf die Aufnahme bestimmter Nahrungsmittel. Die Mehrheit der Betroffenen gibt sogar eine Verschlechterung der Bauchsymptome innerhalb einiger Stunden nach dem Essen an. Daraus resultiert, dass es einige Patienten gibt, die das Essen als Auslöser ihrer Beschwerden ansehen und mit der Zeit immer wählerischer werden oder mitunter nur noch Haferflocken, Reis und Kartoffeln zu sich nehmen (können). Hier ist eine ganzheitliche Therapie gefragt, die den Betroffenen über Wochen und Monate das Essen im wahrsten Sinne des Wortes wieder schmackhaft und verdaulich macht. Dazu gehören nicht nur gemeinsames Zubereiten und Essen der Mahlzeiten, sondern auch psychotherapeutische Ansätze.

4.3 Medikamente

Dieses Kapitel soll Ihnen zeigen, dass es sehr wohl viele Möglichkeiten gibt, das Reizdarmsyndrom medikamentös zu behandeln, denn Sätze wie „Da kann man nichts machen" stimmen einfach nicht. In den anderen Abschnitten haben Sie bereits verschiedene Behandlungsoptionen des multimodalen Therapiekonzeptes kennengelernt. Ein Baustein davon sind natürlich auch medikamentöse Behandlungsoptionen, die symptomabhängig einsetzbar sind.

Leider gibt es keine Wunderpille
Aber bei welcher Krankheit gibt es die schon? Denken Sie an Bluthochdruck, vielleicht leiden Sie sogar darunter: Mit hoher Wahrscheinlichkeit hat Ihr Hausarzt Ihnen ein Kombipräparat aus ein oder zwei, vielleicht sogar drei verschiedenen Wirkstoffen verordnet. Und funktioniert das immer hundertprozentig? Das ist kaum vorstellbar. Auch bei Bluthochdruck gibt es gute und schlechte Tage und äußere oder innere Umstände, die dazu führen, dass der Blutdruck weiter steigt, obwohl schon alle Tabletten eingenommen wurden. Dann muss wieder der Arzt konsultiert werden und an der Kombination der Pillen wird etwas verändert, damit die Wirkung sich verbessert oder es kommt ein Notfallmedikament zum Einsatz.

Und genau so verhält es sich auch bei der Behandlung des Reizdarmsyndroms. Ein Medikament, das alle Symptome für immer verschwinden lässt, gibt es nicht. Das ist auch irgendwie logisch: Eine Erkrankung, die durch eine Vielzahl an Faktoren ausgelöst wird, kann nicht gänzlich mit nur einem einzigen Medikament behoben werden.

Viele Wirkstoffe einsetzbar

Prinzipiell stehen Arzneimittel aus verschiedenen Wirkstoffklassen zur Verfügung. Man kann sie gruppieren in Medikamente, die gut gegen Schmerzen, Krämpfe und Blähungen helfen, solche, die Durchfall lindern, oder solche, die Verstopfung bekämpfen. Natürlich überlappen sich die Wirkungsweisen auch, d. h., ein Medikament, welches bei Verstopfung hilft, kann auch Schmerzen lindern (Abb. 4.5). Damit der Behandlungserfolg möglichst hoch ist, schauen wir genau auf die Symptome.

> Stellen Sie sich selbst die Fragen: Welche Beschwerden quälen mich am meisten? Was müsste passieren, damit es mir wieder etwas besser geht? Wenn Sie einen Wunsch frei hätten, welches Symptom soll als erstes verschwinden?

Die Antwort fällt den meisten relativ leicht. Häufig sind es der Blähbauch und Durchfälle, die die Lebensqualität einschränken. Aber natürlich ist das bei jedem anders.

Je ausführlicher Sie Ihrem Arzt erklären, was Sie stört und was Sie sich wünschen, desto besser kann Ihr Arzt das passende Medikament für Sie wählen.

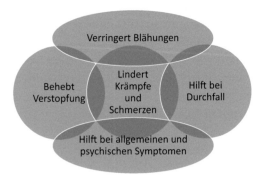

Abb. 4.5 Wirkung von Medikamenten bei einem Reizdarmsyndrom. (Rechte bei M. Goebel-Stengel)

In der medikamentösen Reizdarmbehandlung orientieren wir uns nämlich auch an dem vorherrschenden Symptom. Medikamente helfen unterschiedlich (Abb. 4.5). Im Folgenden richten wir uns nach Abb. 4.5 und erläutern, welche Medikamente einsetzbar sind und warum. Dass es darüber hinaus für jedes dieser Symptome noch andere Behandlungsoptionen gibt, haben Sie bereits in anderen Abschnitten erfahren.

Medikamente, die bei Durchfall helfen
Gerade bei Durchfall gibt es einige verschiedene Optionen, die einzeln oder in Kombination ausprobiert werden können. Über die Anwendung von Flohsamenschalen haben Sie bereits im Abschn. 4.2, „Ballaststoffe" gelesen. In der Apotheke wird man Ihnen vielleicht Loperamid empfehlen. Manche Menschen haben Angst, von Medikamenten abhängig zu werden oder im weiteren Verlauf immer darauf angewiesen zu sein. Die Angst ist verständlich. Es gibt ja auch einige Medikamente mit Suchtpotenzial (z. B. Morphium oder Beruhigungs- bzw. Schlafmittel). Im Fall von Loperamid ist diese Angst jedoch vollkommen unbegründet. Es gibt Betroffene, die nehmen täglich bis zu 8 Kapseln Loperamid und können dadurch ein normales Leben führen, ohne ständiges Absuchen der Umgebung nach der nächsten Toilette. Manchmal gibt es auch die Meinung, man solle bei Durchfall keine Medikamente einnehmen, die die Darmbewegung hemmen. Dies trifft für infektiöse Darmerkrankungen zu, also solche, bei denen Erreger den Durchfall auslösen, nicht jedoch beim Reizdarmsyndrom.
Da häufig auch Gallensäuren für die Durchfälle verantwortlich sind (siehe Kap. 2), können auch die Gallensäuren bindenden Medikamente Colestyramin oder Colesevelam ausprobiert werden.
Es gibt noch weitere Medikamente, die auf dem amerikanischen Markt verfügbar sind und dort sogar für die Indikation Reizdarmsyndrom mit Durchfall zugelassen sind. Eine vielversprechende Substanz ist Eluxadolin. Da es, wie gesagt, in Deutschland nicht verfügbar ist, sind die Erfahrungen damit bei deutschen Ärzten begrenzt.
Es gibt einige Substanzen, die in den Serotoninhaushalt eingreifen. 5-HT3-Antagonisten blockieren beispielsweise Serotoninrezeptoren. Bevor Sie sich jetzt zu sehr freuen, muss leider gleich ergänzt werden, dass kein einziger dieser Blocker in Deutschland zugelassen ist. Das liegt

daran, dass es innerhalb von Studien zu vielen, potenziell lebensbedrohlichen Nebenwirkungen kam. In Deutschland ist aus dieser Substanzgruppe nur Ondansetron verfügbar. Und das nicht in der Anwendung bei Reizdarmsyndrom, sondern als Mittel gegen Übelkeit. Es wirkt tatsächlich auch bei Durchfall. Große Studien bei Patienten mit Reizdarmsyndrom gibt es dazu allerdings nicht.

Medikamente, die bei Verstopfung helfen

Vorweg zu sagen ist, dass die meisten hier erwähnten Substanzen in Studien mit Patienten mit Verstopfung untersucht wurden. Verstopfung und Reizdarmsyndrom mit Verstopfung sind aber nicht das gleiche. Der Unterschied liegt darin, dass Menschen, die nur unter Verstopfung leiden, weder Schmerzen, Blähungen noch eine eingeschränkte Lebensqualität haben. Dennoch liegt es nahe, dass Mittel gegen Verstopfung natürlich auch bei Patienten mit Reizdarmsyndrom und vorherrschender Verstopfungssymptomatik anwendbar sein können.

> Erwiesen ist aber, dass körperliche Aktivität förderlich ist bzw. zumindest eine ausgeprägte Inaktivität vermieden werden sollte. Genauso sollte natürlich eine Toilette aufgesucht werden, wenn Stuhldrang einsetzt. Ein regelmäßiges „Verkneifen" sollte vermieden werden.

Lösliche Ballaststoffe sind nicht nur bei Durchfall, sondern auch bei Verstopfung hilfreich. Mehr dazu können Sie im Abschnitt über die Ballaststoffe nachlesen. Ein beliebter Weichmacher von Stuhlgang ist Macrogol. Wohlgemerkt: es macht den Stuhlgang weicher, trägt aber nicht unbedingt zu einer gesteigerten Motilität bei. Daher lohnt es sich manchmal, zwei verschiedene Abführmittel zu kombinieren, eins, das den Stuhl weicher macht, und eines, das hilft, ihn leichter zu entleeren. Da Macrogol im Dickdarm nicht gespalten wird, verursacht es auch keine Blähungen. Es hilft aber auch nicht bei zusätzlich vorliegenden Blähungen. Abführmittel ist nicht gleich Abführmittel. Laktulose als nichtlöslicher Ballaststoff hilft auch gut bei Verstopfung, kann aber zusätzlich zu nervigen Blähungen führen. Daher ist die genaue Beschreibung der vorherrschenden Symptome so wichtig. Stimulierende Abführmittel gibt es in Form von Tropfen, Zäpfchen oder Tabletten.

Sie erfüllen eigentlich alle ihren Zweck. Wenn Ihnen eher Pflaumensaft oder Trockenobst helfen, auch gut! Dann nehmen Sie das. Beides könnte aber verstärkt Blähungen auslösen.

Selbstverständlich ist es wichtig, auf eine ausreichende Trinkmenge zu achten. Auch hier gibt es keine Studiengrundlage, die zu einer übermäßigen Aufnahme an Flüssigkeit raten könnte. Es kommt lediglich auf eine dem Körperbau und der körperlichen Aktivität angemessene Flüssigkeitsaufnahme an. In der Regel werden für einen Erwachsenen 1,5–2,0 l Flüssigkeitsaufnahme am Tag empfohlen. Bei Verstopfung hat eine darüber hinaus gehende Trinkmenge keine therapeutischen Effekte.

Neue Therapieansätze bei Verstopfung

Wenn „herkömmliche" Abführmittel nicht ausreichen, gibt es noch andere Substanzen, die auch in Deutschland anwendbar sind. Als einziges davon in Deutschland zugelassenes Medikament (allerdings nur zugelassen bei chronischer Verstopfung!) zeigt der Agonist am 5HT4-Rezeptor (auch ein Serotoninrezeptor) Prucaloprid bei Verstopfung, Schmerzen und Blähungen, also klassischen Reizdarmsymptomen, gute Effekte. Bescheinigt Ihnen Ihr Arzt „nur" eine Verstopfung, kann Prucaloprid ganz normal verordnet werden und ist erstattungsfähig.

Aus der Gruppe der 5HT4-Rezeptor-Agonisten gibt es noch andere wie Cisaprid oder Tegaserod (falls Sie mal darüber lesen sollten), die aber aufgrund schwerwiegender kardiovaskulärer Nebenwirkungen vom Markt genommen wurden.

Ein weiteres Medikament ist Linaclotid, ein Guanylatcyclase-C-Agonist, der den Flüssigkeitszustrom in den Darm erhöht und dadurch Verstopfung lindert und auch Schmerzen und Blähungen. Als häufigste Nebenwirkung wird sogar Durchfall beschrieben! Wirklich ein durchschlagender Erfolg! Manche müssen es deshalb sogar wieder absetzen, zuvor kann man aber eine Dosisreduktion ausprobieren. Linaclotid ist sogar in Deutschland bei Reizdarmsyndrom mit Verstopfung zugelassen, wird aber leider nicht erstattet. Außerdem kann man es nur in einer 4-Monats-Großpackung kaufen. Das Ganze ist also nicht sehr anwenderfreundlich. Aber hier würde sich wirklich die Verbindung zu einer Selbsthilfegruppe oder anderen Betroffenen lohnen: Tun sich mehrere zusammen beim Erwerb der Großpackung, wird es für den einzelnen nicht mehr so teuer.

Ein weiteres Medikament, das dazu führt, dass mehr Flüssigkeit in den Darm einströmt und dadurch Verstopfung behandelt wird, ist der Chloridkanalaktivator Lubiproston, der aber auch nur in den USA zugelassen ist. Ähnlich wie Linaclotid wirkt Lubiproston bei Verstopfung, Schmerzen, Blähungen.

Medikamente, die in anderen Ländern als Deutschland zugelassen sind, für die aber hier keine Alternative zur Verfügung steht, können vom Apotheker im Ausland bestellt werden. Den Preis dafür trägt erstmal der Patient – es sei denn, die Krankenkasse erstattet es. Das muss aber individuell geklärt werden. Besprechen Sie sich also mit Ihrem Arzt, Ihrer Apotheke und der Krankenkasse.

Medikamente, die bei Bauchschmerzen und Krämpfen helfen

Bei Bauchschmerzen im Rahmen des Reizdarmsyndroms ist eines ganz klar: Klassische Schmerzmittel wie Ibuprofen, Paracetamol, Metamizol oder gar Morphium sollten nicht eingesetzt werden! Krampflösende Wirkstoffe, wie z. B. Mebeverin oder Butylscopolamin, wirken besser. Butylscopolamin unterliegt aber gewissen Beschränkungen (Menschen mit hohem Augeninnendruck dürfen es nicht einnehmen), da es regelmäßig die gleichen Nebenwirkungen verursacht.

Pflanzliche Wirkstoffe (Phytotherapeutika)

Gute Daten liegen auch zum Pfefferminzöl vor: Es wirkt schmerzlindernd und krampflösend, indem es die Muskulatur entspannt, nahezu perfekt für einen Reizdarm! Man kann es auch in Verbindung mit Kümmelöl einnehmen. Dieses wirkt auch schmerzlindernd und dazu noch entblähend durch eine Reduktion von Schaumbildung. Es hemmt sogar ein bisschen solche Bakterien, die besonders gerne Gase im Darm produzieren. Alles aber nur in ausreichender Dosierung. Es genügt also nicht, täglich einen Pfefferminz- oder Kümmeltee zu trinken. In den Kapseln ist deutlich mehr des Wirkstoffs in öliger Form enthalten. Und die verkapselte Form spielt auch eine Rolle für die Nebenwirkungen: Pfefferminz kann starkes Sodbrennen auslösen. Da es in Kapselform aber erst im Darm und nicht schon im Magen aktiv wird, umgeht man damit diese unangenehme Nebenwirkung. Manche Patienten berichten sogar, dass Druck- und Völlegefühl nachgelassen hätten. Viele Patienten bevorzugen pflanzliche Wirkstoffe gegenüber klassischen schulmedizinischen Produkten. Auch die Anwendung von Heilerde beschreiben viele Patienten als hilfreich. Sie scheint Durchfallbeschwerden zu lindern und insgesamt einen positiven Effekt auf das Wohlbefinden zu haben. Ebenso schwören einige Patienten auf die Kombination aus Myrrhe, Kamille und Kaffeekohle. Es gibt einige pflanzliche Kombinationspräparate, die bei entsprechendem Wunsch ausprobiert werden können.

> Wie immer gilt: Ausprobieren über ein paar Wochen. Wenn keine Wirkung einsetzt, aber auch wieder absetzen!

Antidepressiva als Schmerzmittel

In der Schmerztherapie ist der Einsatz von Antidepressiva fest etabliert. Das mag zunächst abschrecken! Daher sprechen Schmerztherapeuten in diesem Zusammenhang gern von Schmerzmodulatoren anstelle von Antidepressiva.

Antidepressiva wirken sich auch auf den Darm aus! Manche verlängern die Passagezeit vom Mund bis zum Darm, andere wiederum verkürzen sie. Und genau das machen wir uns in der Reizdarmtherapie zunutze. Zusätzlich verringern sie die Schmerzempfindlichkeit. Und das alles in bereits geringer Dosierung, einer Dosierung, die noch keine antidepressive Wirkung hat. Wir setzen z. B. Amitriptylin in sehr geringer Dosis bei Schmerzen in Verbindung mit Durchfall ein. Man kann es als Tropfen einnehmen und wirklich individuelle Dosierungen herausarbeiten. Viele Patienten berichten, dass sie nach der Einnahme am Abend zudem noch wunderbar geschlafen haben. Bei manchen reichen bereits 3–5 Tropfen zur Nacht aus, um den Stuhlgang etwas fester zu machen, Schmerzen zu reduzieren und eine Nacht gut durchzuschlafen. Bei älteren Patienten ist die Anwendbarkeit aufgrund von Nebenwirkungen etwas eingeschränkt.

Medikamente, die bei Blähungen, Blähbauch und Gasbildung helfen
Im Abschnitt über Bakterien im Darm (Abschn. 4.6) gibt es ein paar Empfehlungen, wie der Blähbauch behandelt werden kann. Beispielsweise mit Pro- oder Antibiotika. Zusätzlich wirken sich auch einige andere Medikamente, die bei Verstopfung angewendet werden, wie Makrogol, Prucaloprid, Linaclotid oder auch Phytotherapeutika positiv auf Blähungen aus. Einer der wichtigsten Bausteine in der Behandlung von Blähungen ist vermutlich die Ernährungsumstellung.

Interessanterweise greifen viele zu Entschäumern. Die Idee dahinter ist, dass die Oberflächenspannung von Bläschen im Darm herabgesetzt wird und diese sich quasi in Luft auflösen. Dazu gibt es aber keine guten Studien, und die Praxis zeigt, dass diese Substanzen wenig Effekt haben.

Medikamente, die bei allgemeinen und psychischen Symptomen helfen
Bei psychischer Begleiterkrankung – meist sind dies depressive Störungen oder Angsterkrankungen – können auch Antidepressiva eingesetzt werden. Hier wird heutzutage meist an sogenannte selektive Serotonin-Wiederaufnahmehemmer (SSRI, z. B. Escitalopram) oder Serotonin-Noradrenalin-Wiederaufnahmehemmer (SNRI, z. B. Duloxetin) gedacht. Diese können die depressive oder Angstsymptomatik verbessern, häufig jedoch mit einer Verzögerung von mehreren Wochen. Jedoch können sie, obwohl sie im Allgemeinen sehr verträgliche Medikamente sind, durchaus Nebenwirkungen verursachen. Die Verschreibung und die Kontrolle sollten deshalb in den Händen von Ärzten liegen, die sich damit auskennen, also Fachärzte für Psychosomatik oder Psychiatrie, aber auch erfahrene Hausärzte.

Weiterhin können Antidepressiva auch ohne psychische Begleiterkrankung eingesetzt werden, dann spricht man vom Off-Label-Gebrauch, also einem Gebrauch mit guter Datenlage, aber außerhalb der von der Arzneimittelbehörde zugelassenen Indikation des Medikaments. Das ist völlig legitim und wird oft gemacht. Beispiele wurden weiter oben schon genannt. Auch der Einsatz von Amitriptylin als Schmerzmodulator bei Bauchschmerzen und Durchfall oder die Einnahme von Escitalopram bei Bauchschmerzen und Verstopfung fallen in den Off-Label-Gebrauch. Die Dosierung der Medikamente ist dann meist geringer, als sie bei der psychischen Erkrankung wäre. Die

Wirkung wird wahrscheinlich nicht über das Gehirn, sondern über das Darmnervensystem vermittelt.

> Und ein Punkt ist hier noch wichtig, weil viele Patienten diesbezüglich Befürchtungen hegen: Es gibt kein Antidepressivum, was abhängig macht. Man kann also all diese Medikamente im Verlauf (wenn auch langsam) wieder absetzen, in der Medizin sprechen wir vom Ausschleichen.

Wie komme ich an Medikamente, die es auf dem deutschen Markt nicht gibt?

Leider sind einige gut wirksame und verträgliche Medikamente in Deutschland gar nicht zur Behandlung des Reizdarmsyndroms zugelassen. Das hat zur Folge, dass eine Therapie damit „off-label" ist, also außerhalb des Zulassungsbereichs.

> Beim Off-Label-Gebrauch wird Ihr behandelnder Arzt Sie möglicherweise um eine zustimmende Unterschrift dafür bitten, dass Sie das Medikament einnehmen, obwohl es für Ihre Indikation keine Zulassung auf dem deutschen Markt hat. Darüber hinaus werden Sie dieses Medikament möglicherweise selbst bezahlen müssen. Begründen Sie gemeinsam mit Ihrem Arzt den Einsatz des Medikaments! Vielleicht haben Sie Glück und Ihre Krankenkasse erstattet es. Tab. 4.2 fasst Medikamente zusammen, die beim Reizdarmsyndrom zum Einsatz kommen, aber in Deutschland nicht dafür zugelassen sind.

4.4 Psychotherapie

Auch wenn das Reizdarmsyndrom keine psychische Erkrankung ist, so gibt es doch eine beachtliche Datenlage zur Wirksamkeit von Psychotherapie bei Patienten mit Reizdarmsyndrom. Hierbei ist die sogenannte *number needed to treat,* also die Anzahl der Patienten, welche behandelt werden müssen, damit ein Patient die gewünschten Effekte bemerkt, nur bei 3. Das heißt, wenn 3 Patienten Psychotherapie erhalten, geht es mindestens einem danach deutlich besser. Zum

Tab. 4.2 Genutzte Medikamente ohne Zulassung für das Reizdarmsyndrom

Substanzklasse	Wirkstoff	Zulassung in Deutschland?	Zulassung woanders?	Anwendbar bei
Gallensäurebinder	Colesevelam	Ja, bei Hypercholesterinämie	Ja	Off-Label bei RDS-D
5-HTR-Antagonisten	Alosetron	Nein	USA	Off-Label bei RDS-D
	Ramosetron	Nein	Japan	
	Ondansetron	Ja, bei Übelkeit und Erbrechen (im Rahmen von Krebstherapien oder nach einer Operation)	Ja	
5-HT4-Agonist	Prucaloprid	Ja, bei chronischer Verstopfung	Ja	Off-Label bei RDS-O
Guanylatcyclase-C-Agonist	Linaclotid	Ja, bei RDS-O	Ja	Bei RDS-O
	Plecanatid	Nein	USA	
Chloridkanalaktivator	Lubiproston	Nein	USA	Off-Label bei RDS-O

Vergleich: die *number needed to treat* für die Therapie von Patienten mit Reizdarmsyndrom mit Tabletten liegt oftmals über 10. Also muss man bei der Behandlung mit Tabletten mindestens 10 Patienten behandeln, damit einer eine Verbesserung der Beschwerden erfährt. Daran wird klar, dass die Psychotherapie eine sehr effektive Therapiemaßnahme darstellt und auch angeboten werden sollte. Zum Vergleich: Aspirin wird zur Prophylaxe weiterer Herzinfarkte bei Patienten gegeben, die schon einen Herzinfarkt hatten. Dabei müssen 187 Patienten ein Jahr lang damit behandelt werden, damit ein Todesfall verhindert wird. Die number needed to treat liegt hier also bei 187.

Was bringt Psychotherapie bei Reizdarmsyndrom?
Warum sollte man eine Psychotherapie machen, wenn doch das Reizdarmsyndrom keine psychische Erkrankung ist? Erinnern wir uns hierbei an das vorgestellte biopsychosoziale Modell (Kap. 1). Oftmals ist eben nicht *die* eine körperliche Ursache (und übrigens oftmals auch nicht die eine psychische) ausreichend erklärend für die Entstehung oder Aufrechterhaltung eines Reizdarmsyndroms. Vielmehr handelt es sich um eine Kombination aus individuellen Faktoren, die dabei von Mensch zu Mensch ganz verschieden sein können. Darüber hinaus kann die Wichtung dieser Faktoren komplett unterschiedlich sein. Solche Wichtungsfaktoren können aus biologischen, psychischen und psychosozialen Parametern bestehen. Als Beispiel: Bei zwei Personen gibt es biologische und psychische Faktoren, die herausgearbeitet werden können. Aber bei der ersten stehen die psychischen Ursachen im Vordergrund und bei der anderen die biologischen. Das ist mit Wichtung gemeint. Gerade die psychischen und psychosozialen Faktoren, die es bei vielen Betroffenen gibt, werden manchmal eben nicht ausreichend mit Lebensstiländerungen, Diät oder Medikamenten adressiert. Hier kann eine Psychotherapie hilfreich sein. Aber bei welchen Patienten sollte nun an eine Psychotherapie gedacht werden? Ist dies in Ihrem Fall hilfreich? Hierbei mag folgende Auflistung helfen (Tab. 4.3).

Was versteht man unter psychosozialen Belastungsfaktoren?
Dahinter verbergen sich sowohl psychische als auch soziale Faktoren. Soziale Faktoren beziehen den sozioökonomischen Status, Bildungsniveau,

Tab. 4.3 Indikationen für eine Psychotherapie

Indikationen für eine Psychotherapie
Vorliegen bereits bekannter psychischer Erkrankungen
Suchterkrankungen (z. B. Schmerzmittelmissbrauch)
Fehlen jeglicher Symptombesserung nach >6 Monaten
Langzeitkrankschreibung und drohende Berentung (gar nicht so selten bei Reizdarmsyndrom!)
(Früherer) sexueller oder körperlicher Missbrauch
Vorliegen psychosozialer Belastungsfaktoren
Wunsch des Patienten nach entsprechender Behandlung

Geschlecht, Lebensumfeld, allgemeine und Kindheitserfahrungen mit ein. Zu den psychischen Faktoren zählen zum Beispiel Charakterzüge, Umgang mit Erkrankung, die Symptomwahrnehmung und der Umgang damit.

Was passiert bei der Psychotherapie?
Vielleicht haben Sie jemanden vor Augen, der auf einer Couch liegt? Das trifft für die analytische Psychotherapie sogar zu, jedoch eben nicht für alle Psychotherapieformen (wir sprechen von Grundorientierungen).

In der Psychotherapie geht es vor allem um eine tragfähige und vertrauensvolle Beziehung zwischen Therapeut und Patient (in der Psychotherapie auch Klient genannt). Hierbei ist es oft gar nicht so wichtig, ob der Therapeut Psychologe oder Arzt ist. In Deutschland können beide Berufsgruppen eine Zulassung (sogenannte Approbation) als Psychotherapeut bekommen.

Grundorientierungen der Psychotherapie sind:

- Verhaltenstherapeutische Grundorientierung
- Psychoanalytische Grundorientierung
- Tiefenpsychologische Grundorientierung (diese beiden vorgenannten werden auch als psychodynamische Verfahren zusammengefasst)
- Systemische Grundorientierung

Es ist nicht vorrangig, welche Grundorientierung der Psychotherapie zum Einsatz kommt. Es gibt mittlerweile sowohl sehr gute Daten für die verhaltenstherapeutische Grundorientierung – diese ist traditionell besser in Studien untersucht – als auch für die psychodynamische Grundorientierung, also die psychoanalytische oder tiefenpsychologische Psychotherapie. Lediglich für die systemischen Ansätze ist die Studienlage beim Reizdarmsyndrom noch dünner. Bei der Verhaltenstherapie geht es eher um eine Veränderung der Gedanken/der Einstellung (der Kognitionen) sowie des Verhaltens, bei den psychodynamischen Verfahren um oftmals initial nicht offenbare, also verborgene (in der Tiefe des Körpers, tiefenpsychologische) Konflikte, welche sich durch im Leben wiederholt auftretende innermenschliche, aber auch zwischenmenschliche Konflikte äußern können. Dies kann dann wiederum zur Entstehung und Aufrechterhaltung von körperlichen Symptomen führen. Bei den psychodynamischen Verfahren ist somit nicht primär die Symptomänderung ein Therapieziel, sondern ein Erkennen, Durcharbeiten und Auflösen der Konflikte. Und das bringt dann sehr häufig auch eine Linderung der Symptome mit sich.

Die Psychotherapie ist keine Wundertherapie und benötigt Zeit. So ist eine spürbare Veränderung häufig nicht nach einer Stunde feststellbar, sondern mitunter erst nach mehreren Wochen oder Monaten. Die Psychotherapie ist somit eher als längerfristiges Vorhaben zu sehen und kann sich durchaus über ein halbes oder ein Jahr erstrecken, in selteneren Fällen und bei entsprechender Schwere des Reizdarmsyndroms und/oder psychischer Begleiterkrankung auch deutlich länger. Diese längere Zeitachse führt aber auch dazu, dass die erzielten Veränderungen lang anhaltend sind. Dies konnte besonders für die psychodynamischen Verfahren gezeigt werden. Hier wurde auch nach Beendigung der Psychotherapie eine fortgesetzte Symptombesserung beobachtet.

Patientenbeispiel (Ronny, 31 Jahre)

Ronny vereinbarte einen Termin in einer Reizdarmsprechstunde, die er im Internet ausfindig gemacht hatte. In einer ersten E-Mail schilderte er einen langjährigen Verlauf seiner Beschwerden verbunden mit der Frage, ob ihm noch zu helfen sei. Zum Termin brachte er Vorbefunde mit. Daraus ging hervor, dass die Beschwerden seit ca. 5 Jahren bestanden. Er hatte bereits eine Magenspiegelung und auch Darmspiegelung gemacht, in welchen viele andere Erkrankungen ausgeschlossen wurden. Sowohl ein Fruktose- als auch Laktose-Atemtest waren erfolgt. Beide waren positiv ausgefallen. Daher wurde noch ein Glukose-Atemtest ergänzt, welcher unauffällig war, womit eine bakterielle Fehlbesiedlung des Dünndarms ausgeschlossen werden konnte. Ronny hatte Durchfall, zwischen 5- und 10-mal täglich. Zusätzlich litt der junge Mann unter einer Stuhldranginkontinenz. Das bedeutet, wenn er nicht schnell genug eine Toilette findet, dass er sich dann in die Hose macht. Bevor das jedoch passiert, würde er regelmäßig in die Büsche springen. Bei der Arbeit fehlte er nun immer häufiger. Der Grund für die Arbeitsunfähigkeit waren jedoch nicht Durchfall und Stuhlinkontinenz, sondern die zusätzlich bestehende, sich seit einigen Jahren deutlich verschlechternde Stimmungslage des Patienten. Da er schon in seiner E-Mail einen von Traurigkeit geprägten Grundton präsentierte, erhielt er vorab einen Fragebogen, der die Diagnosekriterien einer Depression abfragte und diese bestätigte.

Bezüglich des Durchfalls war er zwar genervt, aber hatte es irgendwie im Griff. Er hatte sich selbst folgende Therapie ausgedacht. Er nahm bei Bedarf Loperamid ein. Dies hatte ihm gut geholfen. Seine Freundin, mit der er seit vielen Jahren zusammen ist, hatte bisher Verständnis für Ronnys Probleme. Ärztlicherseits hatte ihm bisher jedoch noch keiner geholfen. Ihm wurde lediglich mitgeteilt, dass er ein Reizdarmsyndrom habe und man diesbezüglich nichts tun könne. Das heißt, die Diagnosestellung war korrekt erfolgt, aber keine ausreichende Therapie eingeleitet worden.

In der Reizdarmsprechstunde wurde Ronny vermittelt, dass er zwar an einem Reizdarmsyndrom leide, es aber noch jede Menge Therapieoptionen gebe. Außerdem wurde er über das Vorliegen seiner schweren depressiven Episode aufgeklärt. Da er mit den Durchfällen ganz gut zurechtkam und Loperamid durchaus bis zu achtmal täglich eingenommen werden kann, wurde der Patient aufgrund der schweren depressiven Episode mit seinem Einverständnis in der Psychosomatik-Ambulanz vorgestellt, wo der Patient innerhalb von zwei Wochen einen Termin in der Videosprechstunde erhielt. Nach Rücksprache mit den Kollegen dort wurde ein Behandlungsversuch mit Amitriptylin eingeleitet sowie eine ambulante Psychotherapie begonnen. Momentan isst Ronny viele Ballaststoffe und nimmt zusätzlich noch Flohsamenschalen ein. Damit ist die Stuhlkonsistenz von flüssig zu geformt übergegangen und er kann den Stuhl besser halten. Mit dieser Kombination kommt er zumindest so weit zurecht, dass er seine Kranktage deutlich reduzieren konnte. Mithilfe der Psychotherapiestunden hat er gelernt, mit bestimmten Symptomen besser umzugehen. Er weiß nun, dass ihn die Erkrankung vermutlich immer begleiten wird. Das war anfangs hart zu akzeptieren. Er sieht aber auch, dass die Therapiemaßnahmen schon gewirkt haben, und geht positiv in die Zukunft.

Wie kommt man als Patient an eine Psychotherapie?
Sollte Ihr Arzt die Indikation zur Psychotherapie sehen, kann er die Empfehlung zur Vorstellung bei einem Psychotherapeuten stellen. Genauso ist dies möglich, wenn Sie selbst eine solche wünschen: Sie entscheiden maßgeblich mit über Ihre Therapie!

Auch wenn wir in Deutschland eine gute psychotherapeutische Versorgung haben, kann diese regional doch sehr unterschiedlich sein, und es gibt durchaus noch deutlich unterversorgte, vor allem ländliche, Regionen. Hier wird es weitere Veränderungen geben müssen, auch können hier technische Lösungen wie zum Beispiel die Psychotherapie per Videotelefonie (zumindest in Ergänzung) zum Einsatz kommen. Sie erhalten womöglich von Ihrem Arzt eine Liste über Psychotherapeuten in der Region. Weiterhin kann Ihre Krankenkasse Therapeuten vermitteln, oder Sie suchen im Internet für Ihr Bundesland/Ihren Landkreis/Ihren Wohnort. Es empfiehlt sich, mehrere Psychotherapeuten zu kontaktieren, um einen Sprechstundentermin oder ein Erstgespräch zu vereinbaren. Dies geht häufig relativ schnell (innerhalb von 4 Wochen) und dient der ersten Kontaktaufnahme. Es ist auch durchaus erlaubt, zwei Erstgespräche wahrzunehmen. Hierbei beschnuppern sich Therapeut und Patient, was in Anbetracht der Wichtigkeit der Therapeuten-Patienten-Beziehung auch sinnvoll ist.

Leider dauert es oftmals vom Sprechstundentermin bis zum eigentlichen Start der Psychotherapie, was sowohl durch eine sehr hohe Auslastung der Psychotherapeuten als auch durch formale Aspekte (der Therapeut muss erst einen Antrag auf Kostenübernahme bei der Krankenkasse stellen) erklärbar ist. So startet die Psychotherapie häufig nach einer Wartezeit von 2–3 Monaten – aber auch dieser Wert ist nur eine Orientierung und kann regional deutlich abweichen und manchmal kann es auch 6 Monate dauern. So findet man in der Großstadt mitunter sehr schnell einen Platz, während es auf dem Land noch deutlich länger dauert. Dennoch sei hier gesagt: Verzagen Sie nicht und suchen Sie weiter! Auch Sie werden einen Psychotherapeuten finden, der zu Ihnen passt. Ein Dilemma ist nur weiterhin, dass es natürlich auch viel Kraft und Durchhaltevermögen erfordert, Therapeuten abzuklappern und immer wieder nachzuhaken. Gerade Patienten, die sich in einer schwierigen gesundheitlichen Situation befinden, haben manchmal eben nicht die Kraft dazu. Zögern Sie dennoch nicht, nach Hilfe zu fragen!

Patientenbeispiel (Helmut, 47 Jahre)

Helmut stellt sich auf Anraten seines ambulanten Psychiaters vor. Dorthin geht er seit Längerem. Der Psychiater gibt ihm Medikamente zur Behandlung seines Reizdarmsyndroms. Anfangs hat er auch über 3 Monate psychotherapeutische Gespräche gehabt, diese hätten ihm aber damals nicht geholfen. Jetzt mit dem Medikament geht es ihm ganz gut.

Nun hat er zusätzlich zu den Bauchbeschwerden aber seit mindestens 2 Jahren zunehmend auf Gerüche reagiert. Dazu zählen Küchengerüche, aber auch Personen oder der Geruch an der Tankstelle. Das ist ziemlich belastend. Die Bauchsymptome haben deutlich zugenommen. Ein Jahr später hat Helmut dann zusätzlich noch auf Geräusche wie z. B. Kühlschrankbrummen oder das Geräusch beim Aufladen eines Elektroautos reagiert. Er hat jetzt nicht nur Bauchbeschwerden, sondern zusätzlich noch vielfältige körperliche Symptome wie Tinnitus, Augen- und Kopfschmerzen, ausgeprägte Erschöpfung und Stimmungsveränderungen bekommen. Mittlerweile reagiert er auch sehr ausgeprägt mit Erschöpfung auf Bildschirme, also Fernsehen und Computer, und sein Handy, dessen Benutzung er mittlerweile vermeidet, wenn möglich. Soziale Situationen verstärken die Symptome nochmal deutlich. Die körperlichen Untersuchungen – und das waren viele – waren allesamt ohne wegweisenden Befund. Er zieht sich mittlerweile immer weiter zurück, seinen Beruf als Schreiner hat er aufgegeben. Zum Eigenschutz und um seine Ruhe zu haben, ist er sogar in das ruhige Zimmer seiner Kindheit bei seinen Eltern wieder eingezogen. Aber so soll es nicht weitergehen, er möchte etwas dagegen tun.

Aufgrund der Schwere der Symptomatik und der damit verbundenen sozialen Einschränkungen wäre eine intensivierte psychosomatische Behandlung empfehlenswert. Am besten im Krankenhaus, also stationär und nicht ambulant. Das ist für Helmut jedoch nicht vorstellbar. Allein der Gedanke an die mannigfaltigen Gerüche und Geräusche in einer Klinik führt zu Schweißausbrüchen. Also ist ein Krankenhausaufenthalt für Helmut vielleicht nicht so sinnvoll. Als Alternative hat er nun eine ambulante Psychotherapie als Versuch aufgenommen. Nachdem er die verhaltenstherapeutischen Sitzungen bei seinem Psychiater als nicht hilfreich empfunden hat, will er nun eine tiefenpsychologische Therapie versuchen. Nach knapp 2 Monaten kann er diese in einer 15 km entfernten Stadt beginnen. Helmut geht in den nächsten 2 Jahren ein Mal pro Woche, später ein Mal alle 2 Wochen zu Sitzungen. Er beschreibt, beim Psychotherapeuten gut angekommen zu sein und sich dort verstanden und akzeptiert zu fühlen. Im Verlauf kommt es zu einer langsamen Besserung der Symptome, auch wenn er weiterhin durchaus unter diesen leidet und sich eingeschränkt fühlt. Dennoch hat er sich unlängst getraut, ein Ehrenamt zu übernehmen. Er arbeitet als Platzwart im örtlichen Sportverein, was ihm sehr gut tut und wieder viele soziale Kontakte mit sich bringt. Er hätte nie gedacht, dass er ausgerechnet das einmal wieder genießen könnte.

4.5 Entspannungsverfahren

Es gibt eine Vielzahl von Entspannungsverfahren, wobei hier besonders die progressive Muskelentspannung nach Jacobson sowie das autogene Training zu nennen sind. Beide Verfahren zielen darauf ab, eigentlich nicht willentlich beeinflussbare Organe (oder können Sie auf Kommando den Magen erschlaffen lassen?) doch über ein entsprechendes Training zu beeinflussen. Dies passiert häufig reflexhaft, wenn zum Beispiel die Skelettmuskulatur entspannt wird, was wir willentlich beeinflussen können. Hier kommt es dann im Verlauf auch zu einer Entspannung der glatten Muskulatur zum Beispiel in Magen und Darm. Auch wenn es keine Datenlage zur alleinigen Anwendung von Entspannungsverfahren gibt, so zeigen diese in Kombination mit Medikamenten oder Psychotherapie sehr gute Effekte. Weiterhin sind Entspannungsverfahren leicht erlernbar, zum Beispiel über eine CD oder Apps, und können dann gut in den Alltag integriert werden. Schon eine halbe Stunde pro Tag führt zu spürbaren Effekten. Allerdings leben die Entspannungsverfahren von der regelmäßigen Anwendung. Und das Gute ist, dass man sie praktisch überall anwenden kann. Das gilt vor allem für die progressive Muskelentspannung. Denn wer sieht schon, dass Sie in der U-Bahn oder in einer Videokonferenz gerade Ihre Pobacken zusammenkneifen?

Anleitung zur progressiven Muskelentspannung
Im Folgenden bekommen Sie Instruktionen, wie Sie selbst die Muskelentspannung durchführen können. Sie könnten zum Beispiel den Text laut vorlesen und dabei zum Späterhören und Mitmachen aufzeichnen. Oder Sie lassen jemanden den Text für Sie lesen. Wenn Sie das Ganze ein paar Mal durchgeführt haben, benötigen Sie gar keine schriftliche Anleitung mehr.

Suchen Sie sich zunächst einen ruhigen Raum, in dem Sie ungestört sitzen können. Bitte bedenken Sie: Bei der progressiven Muskelrelaxation geht es nicht darum, dass Sie einschlafen sollen! Im Gegenteil, Sie müssen wach und vor allem bei der Sache bleiben. Sie werden merken, dass aktive Entspannung ganz schön anstrengend ist! Sie werden nun aufgefordert, von Kopf bis Fuß alle Körperteile erst bewusst anzuspannen und dann zu entspannen. Am Ende folgt eine Reflexion über das Gefühlte und Erlebte. Wenn Sie die Muskelentspannung alleine durchführen, dann denken Sie danach einfach nochmal bewusst darüber nach, wie es Ihnen nach der Anwendung geht.

Entspannungsübung

Schließen Sie nun bitte die Augen, und richten Sie Ihre Aufmerksamkeit einmal ganz auf Ihren Körper. Versuchen Sie, störende Außengeräusche auszublenden und mit Ihrer Konzentration vollständig in Ihrem Körper zu verbleiben. Spüren Sie die Schwere Ihres Körpers. Nehmen Sie den Kontakt mit der Sitzfläche wahr. Achten Sie auf die Position der einzelnen Gliedmaßen. Beine und Arme sind locker von Ihnen gestreckt. Lassen Sie alle Ihre Muskeln so locker wie möglich und atmen Sie immer gleichmäßig ein und wieder aus (15 s).

Unterarme

Anspannung: Richten Sie Ihre Aufmerksamkeit nun zunächst ganz auf Ihre Unterarme und auf die Hände. Nehmen Sie deren Lage war. Versuchen Sie, genau in diese hineinzuspüren (5 s). Ballen Sie nun beide Hände zu Fäusten und konzentrieren Sie sich genau auf das Spannungsgefühl in den Unterarmen und den Händen. Halten Sie diese Spannung für einen Moment aufrecht (5 s) …
Entspannung: … und entspannen Sie wieder. Lassen Sie Ihre Arme wieder ganz locker ruhen und achten Sie darauf, wie das Gefühl der Anspannung allmählich übergeht in ein Gefühl der Entspannung (10 s). Spüren Sie, wie Ihre Daumen sich langsam entspannen (3 s), und die Zeigefinger (5 s), die Mittelfinger (5 s), die Ringfinger (5 s) und die kleinen Finger (10 s). Beobachten Sie, wie sich das Gefühl der Entspannung immer weiter in Ihren Händen und Unterarmen ausbreitet (20 s).

Oberarme (Bizeps)

Anspannung: Konzentrieren Sie sich als Nächstes ganz auf Ihre Oberarme. Nehmen Sie diese einmal bewusst war und spüren Sie in die Oberarmmuskeln hinein (5 s). Ballen Sie nun wieder beide Hände zu Fäusten und spannen Sie die Oberarmmuskeln an, indem Sie Ihre Arme beugen. Achten Sie auf das Spannungsgefühl in den Armen. Halten Sie diese Spannung für einen Moment fest (5 s) ...

Entspannung: ... und entspannen Sie wieder. Lassen Sie die Arme wieder sinken und bequem ruhen. Achten Sie darauf, wie die Anspannung langsam aus den Händen, den Unterarmen und den Oberarmen entweicht und allmählich übergeht in ein angenehmes Gefühl der Entspannung (10 s). Beobachten Sie, wie die Entspannung immer weiter fortschreitet und lassen Sie die Muskeln Ihrer Arme wieder ganz locker (20 s).

Anspannung: Konzentrieren Sie sich als Nächstes ganz auf Ihre Stirn. Versuchen Sie, die Luft an der Haut zu spüren. Ziehen Sie Ihre Augenbrauen nun fest nach oben, sodass waagerechte Falten auf Ihrer Stirn entstehen. Halten Sie diese Spannung für einen Augenblick fest (5 s) ...

Entspannung: ... und entspannen Sie wieder. Lassen Sie die Anspannung wieder vollständig aus der Stirn entweichen und spüren Sie, wie sich ein angenehmes Gefühl der Entspannung allmählich von der Stirn aus über die gesamte Kopfdecke hinweg ausbreitet (10 s). Achten Sie weiter auf Ihren Atem. Er geht langsam, tief und gleichmäßig (20 s).

Gesicht

Anspannung: Richten Sie Ihre Aufmerksamkeit nur ganz auf Ihr Gesicht. Spüren Sie die Augen, die Wangen, die Nase, den Mund und das Kinn (5 s). Beißen Sie nun Ihre Kiefer fest zusammen und spannen Sie die Gesichtsmuskeln an, indem Sie eine Grimasse machen. Halten Sie die Anspannung für einen Augenblick fest und achten Sie auf das Spannungsgefühl in den Gesichtsmuskeln (5 s) ...

Entspannung: ... und entspannen Sie wieder. Lassen Sie die Anspannung wieder vollständig aus dem Gesicht entweichen. Achten Sie darauf, wie sich die Anspannung mehr und mehr auflöst und sich ein angenehmes Gefühl der Entspannung allmählich von Ihren Wangen aus über die Augen, über die Stirn hinweg bis tief in die Kopfdecke hinein ausdehnt (10 s). Nehmen Sie sich diese Zeit und achten Sie auf die entstehenden Empfindungen (20 s).

Nacken

Anspannung: Wandern Sie mit Ihrer Aufmerksamkeit nun in den Nacken hinein. Nehmen Sie die Position Ihres Kopfes wahr und achten Sie auf die Empfindungen in den Nackenmuskeln (5 s). Spannen Sie nun Ihre Nackenmuskeln an, indem Sie das Kinn zur Brust neigen, während Ihr Kopf aufrecht bleibt. Halten Sie diese Spannung für einen Moment lang fest (5 s) ...
Entspannung: ... und entspannen Sie wieder. Lassen Sie Ihren Kopf wieder bequem ruhen und entlassen Sie alle Anspannung aus der Nackenmuskulatur. Achten Sie darauf, wie die Anspannung aus dem Nacken entweicht und allmählich übergeht in ein Gefühl der Entspannung (10 s). Versuchen Sie auch, Ihre Nackenmuskulatur noch etwas weiter zu lösen, indem Sie mit jedem Ausatmen mehr von der Anspannung abgeben (20 s).

Schultern

Anspannung: Konzentrieren Sie sich als Nächstes ganz auf Ihre Schultern. Nehmen Sie die Lage Ihrer Schultern bewusst war, und spüren Sie in die Schultermuskulatur hinein (5 s). Spannen sich nun die Schultermuskeln an, indem Sie beide Schultern in Richtung Ihrer Ohren hochziehen. Halten Sie diese Spannung für einem Moment lang fest, und achten Sie auf das Spannungsgefühl in den Schultermuskeln (5 s) ...
Entspannung: ... und entspannen Sie wieder. Bringen Sie Ihre Schultern wieder vollständig nach unten und lösen Sie alle Anspannung aus der Schultermuskulatur. Achten Sie darauf, wie sich die Anspannung in den Schultern mehr und mehr auflöst und allmählich übergeht in ein Gefühl der Entspannung (10 s). Genießen Sie das angenehme Gefühl von Ruhe und Gelassenheit (20 s).

Rücken

Anspannung: Wandern Sie mit Ihrer Aufmerksamkeit nun weiter hinab in Ihren Rücken hinein. Versuchen Sie, in die Rückenmuskeln hineinzuspüren (5 s). Spannen Sie die Rückenmuskulatur nun an, indem Sie Ihre Schulterblätter so weit wie möglich nach hinten zusammenziehen. Halten Sie diese Spannung für einen Moment fest, und achten Sie auf das Gefühl der Anspannung im Rücken (5 s) ...
Entspannung: ... und entspannen Sie wieder. Lassen Sie Ihre Rückenmuskulatur wieder ganz weich und locker werden. Achten Sie auf die unterschiedlichen Empfindungen der Anspannung und der Entspannung. Versuchen Sie auch, die Rückenmuskulatur noch etwas weiter zu lösen,

indem Sie bei jedem Ausatmen noch etwas mehr von der Anspannung abgeben (20 s).

Bauch

Anspannung: Konzentrieren Sie sich jetzt ganz auf Ihre Bauchpartie. Spüren Sie das langsame Heben und Senken der Bauchdecke beim Ein- und Ausatmen (5 s). Spannen Sie Ihre Bauchmuskeln an, indem Sie den Bauch einziehen. Halten Sie diese Spannung einen Moment lang fest und konzentrieren Sie sich ganz auf die Gefühle der Anspannung (5 s) ...
Entspannung: ... und entspannen Sie wieder. Lassen Sie wieder alle Anspannung aus den Bauchmuskeln entweichen. Beobachten Sie, wie sich die Entspannung allmählich und warm über die gesamte Bauchdecke ausbreitet (5 s). Genießen Sie das angenehme Gefühl von Ruhe und Entspannung, während Ihr Atem tief und ruhig weiter geht (20 s).

Gesäß und Oberschenkel

Anspannung: Richten Sie Ihre Aufmerksamkeit nun ganz auf die Gesäß- und Oberschenkelmuskulatur. Spüren Sie den Kontakt zur Sitzfläche. Versuchen Sie, in diese Muskeln hineinzuspüren (5 s). Spannen Sie nun Ihre Gesäß- und Oberschenkelmuskeln an, indem Sie die Pobacken zusammenkneifen. Halten Sie die Spannung einen Moment lang fest und achten Sie auf die Gefühle der Anspannung (5 s) ...
Entspannung: ... und entspannen Sie wieder. Lösen Sie die Muskulatur von Gesäß- und Oberschenkeln. Lassen Sie alle Muskeln wieder ganz weich und locker werden (5 s). Spüren Sie die Wärme der sich ausdehnenden Entspannung, und geben Sie mit jedem Ausatmen noch etwas mehr von der Anspannung ab (20 s).

Unterschenkel und Füße

Anspannung: Wandern Sie mit Ihrer Aufmerksamkeit nun weiter hinab in Ihre Unterschenkel und in die Füße hinein. Nehmen Sie deren Lage wahr (5 s). Spannen Sie Schien- und Wadenbeinmuskeln nun an, indem Sie Ihre Zehen und Füße in Richtung Gesicht ziehen. Halten Sie die Spannung einen Moment lang fest, und konzentrieren Sie sich auf das Gefühl der Anspannung in den Unterschenkeln und den Füßen (5 s) ...

Entspannung: ... und entspannen Sie wieder. Lassen Sie Ihre Beine wieder bequem ruhen und lösen Sie alle Anspannung (10 s). Geben Sie acht, wie die Anspannung allmählich in ein Gefühl der Entspannung übergeht und genießen Sie diesen Zustand (20 s).

Vertiefung

Spüren Sie nun noch einmal tief in Ihren Körper, in die einzelnen Muskelpartien hinein (5 s). Achten Sie darauf, an welchen Stellen Sie vielleicht noch Anspannung verspüren (5 s). Dann spannen Sie die betreffenden Muskelpartien noch einmal bewusst an (5 s). Und entspannen Sie wieder. Achten Sie auf den allmählichen Übergang des Gefühls der Anspannung in die sich langsam ausbreitende Entspannung und genießen Sie noch etwas diesen Zustand der Ruhe. Ihr Atem geht weiterhin tief, ruhig und gleichmäßig (1–2 min).

Rücknahme

Halten Sie Ihre Augen nun noch einen Moment geschlossen und kehren Sie mit Ihrer Aufmerksamkeit allmählich wieder in diesen Raum zurück (5 s). Ballen Sie nun noch einmal Ihre Fäuste. Strecken Sie Ihre Arme und Beine von sich, räkeln Sie sich, atmen Sie tief ein und aus und kommen Sie wieder ganz zu sich.

Patientenbeispiel (Mandy, 18 Jahre)

Mandy hat schon seit der Pubertät Bauchbeschwerden. Im letzten Jahr haben diese aber nochmal deutlich zugenommen. Sie berichtet, aktuell sehr viel Stress zu haben. Zum einen ist sie jetzt in der Kursstufe zum Abitur, zum anderen haben sich ihre Eltern getrennt. Das ist irgendwie gut, da die Eltern nun nicht mehr so viel streiten. Andererseits fehlt ihr der Papa aber sehr. Mandy wohnt jetzt bei ihrer Mutter in einer Mädels-WG.

Aktuell hat Mandy fast jeden Tag mindestens fünfmal Durchfall, davor Schmerzen und danach Blähungen. Alle bisher durchgeführten Untersuchungen (Magen- und Darmspiegelung, Ultraschall, Laborwerte, Frauenarzt) waren unauffällig. Lediglich im Laktose-Atemtest hatten sich auffällige Werte und Beschwerden nach dem Test gezeigt. Sie bekam dann von der Hausärztin die Empfehlung, Milchprodukte wegzulassen. Daran hat sie sich akribisch gehalten. So richtig etwas gebracht hat es aber nicht. Als nächstes probierte sie ein Probiotikum. Sie hatte schon irgendwie das Gefühl, dass es damit etwas besser ging, konnte es sich aber nicht dauerhaft leisten. Die Hausärztin schlug auch vor, dass sich Mandy in der Psychosomatik vorstellen soll. Dort hat sie nun endlich einen Termin bekommen, nachdem sie auf der Warteliste stand. Das Gespräch dort war ganz ok. Die behandelnde Psychologin verordnete ihr in Absprache mit dem Ambulanzarzt Amitriptylin. Davon war Mandy zunächst geschockt. Im Internet hatte sie nämlich gelesen, dass das ein Antidepressivum ist. Und von Depressionen war bisher eigentlich nie die Rede gewesen. Die Hausärztin klärte sie dann aber nochmal über die Wirkungsweise von Amitriptylin auf, was dazu führte, dass Mandy es einfach mal ausprobierte. Abends ein paar Tropfen vor dem Schlafengehen können ja auch nicht schaden. Außerdem kriegt das ja auch keiner mit. Die Wirkung überraschte Mandy dann. Sie konnte endlich wieder durchschlafen! Innerhalb kurzer Zeit war der Stuhlgang zumindest etwas fester. Allerdings fühlte sie sich weiterhin sehr angespannt, auch die Bauchschmerzen blieben bestehen. Daraufhin wurde ihr in der Psychosomatik die versuchsweise Anwendung von autogenem Training nahegelegt. Das war ganz praktisch mittels App machbar und ließ sich vor allem gut in ihren Alltag integrieren. Sie begann ein tägliches Ritual am Nachmittag nach der Schule. Das war ihre halbe Stunde. Zeit, die wirklich nur für Mandy war. Die App kann automatisch soziale Medien ausblenden – das war überaus hilfreich! Später brauchte sie die App gar nicht mehr und ging die Schritte in Gedanken durch. Über das nächste Jahr kam es zu einer deutlichen Besserung aller Beschwerden. In die Psychosomatik-Ambulanz geht Mandy trotzdem noch, aber nur einmal im Jahr. Irgendwie gibt es ihr Halt. Zwei Jahre später hat sie mittlerweile ihr Abitur und ihren Führerschein in der Tasche. Sie arbeitet ehrenamtlich in der Kirchengemeinde mit, weiß aber noch nicht, was sie studieren will und möchte deshalb erstmal ein Jahr verschiedene Arbeiten ausprobieren. Vielleicht sogar „work and travel" in Australien. Auch die erste Wohnung, ganz allein, kann sie sich vorstellen.

4.6 Veränderungen der Darmbakterien

Der Mensch lebt von Geburt an zunehmend gemeinsam mit Bakterien und anderen Kleinstlebewesen, die verschiedene Nischen im Körper bewohnen. Alle Körperregionen, die irgendwie von außen zu erreichen sind, sind mit potenziell wohltuenden, aber auch potenziell schädlichen Lebewesen besiedelt. Dazu gehören beispielsweise Mund, Magen-Darm-Trakt, Haut, Vagina oder Lunge. In all diesen Regionen leben Mikrobiota. Dieser Begriff umfasst nicht nur Bakterien, sondern eben auch Viren oder Pilze. Diese müssen nicht unbedingt schlecht für uns sein. Wie immer kommt es auf die Ausgewogenheit und das gute Miteinander aller an. Solange alles im Gleichgewicht ist, und dieses Gleichgewicht ist individuell, funktioniert das System. Problematisch wird es erst, wenn die Balance nicht mehr da ist und sich eine Sorte Bakterien mehr vermehrt als eine andere. Dann kann das zu Krankheit führen.

Beispiel Clostridieninfektion

Clostridien sind Bakterien, die schwere Dickdarmentzündungen hervorrufen können, weil sie Gifte, sogenannte Toxine, bilden können. Jeder von uns hat ein paar Clostridien im Darm, aber normalerweise leben sie in ihrer Nische und bleiben dort unter sich. Problematisch wird es erst, wenn z. B. eine Antibiotikatherapie, die bei einer Lungenentzündung notwendig wird, Effekte auf den Darm hat und auch dort Bakterien tötet. Das bietet den Clostridien die Chance, sich ungehindert so weit zu vermehren, dass sie Schaden anrichten können. Folge ist eine schwere Darmentzündung mit Durchfall, was vor allem immungeschwächte Personen betreffen kann. Der Name Clostridieninfektion ist also etwas irreführend, da die Clostridien ja schon da sind. Nur nicht in so großer Menge. Witzigerweise besteht die Therapie der Clostridieninfektion abermals in einer Gabe von Antibiotika! Ein spezielles Antibiotikum wirkt gezielt auf Clostridien. Spannend ist auch ein relativ neuer weiterer Therapieansatz, der sich bei immer wiederkehrender Clostridieninfektion bewährt hat: die „Stuhltransplantation" oder auch genannt: fäkaler Mikrobiomtransfer.

Stuhltransplantation

Unglaublich, dass in einer Medizinwelt, die von Hightech und bahnbrechenden biotechnologischen Erfindungen dominiert wird, auf ein antikes Heilmittel zurückgegriffen wird, nämlich die Übertragung von gesundem Stuhl auf eine Person mit krankem Darm. Keine Angst, der Stuhl wird gezielt während einer Darmspiegelung dorthin gebracht, wo er wirken soll. Es gibt aber in den USA mittlerweile auch Kapseln, die Stuhl enthalten. Es gibt definitiv Leute, die sich viel davon versprechen! Ziel ist es, „gute" Bakterien, wie Laktobazillen oder Bifidobakterien, zu fördern und „schlechte" Bakterien wie Clostridien, Escherichia coli, Salmonellen, Shigellen und Pseudomonaden zu vertreiben. Das klingt einerseits aufregend. Vielleicht finden Sie es auch nur eklig. Fakt ist, dass diese Therapie bei Patienten mit Clostridien, die sie einfach nicht mehr loswerden, sehr gut hilft.

> Das Konzept wurde auch beim Reizdarmsyndrom in großen und kleinen Studien überprüft. Es bringt aber leider nicht den gewünschten Erfolg, sodass diese Therapie für Patienten mit Reizdarmsyndrom nicht zur Verfügung steht.

Es klingt vielleicht auch einfacher, als es ist. Zunächst einmal müsste geklärt werden, wer überhaupt als Spender infrage kommt. Es sollte sicherlich jemand mit normalem Stuhlgang sein. Aber das führt uns wieder zu der Frage, was eigentlich normal ist. Es sollte zumindest jemand sein, der von sich behaupten würde, keine/nie Magen-Darm-Beschwerden zu haben. Da es sich um eine Übertragung von einem Körper auf bzw. in den anderen handelt, gelten strenge Regeln für die Spenderperson: Sie muss umfangreich untersucht und auf alle möglichen Infektionskrankheiten getestet werden. Es ist nämlich nicht auszuschließen, dass eine Stuhlübertragung auch gefährliche Viren oder andere Erkrankungen übertragen kann. Besonders spannend sind in diesem Zusammenhang Tierstudien, die eindrucksvoll gezeigt haben, dass Stuhlübertragung von dicken Mäusen in dünne Mäuse die dünnen Mäuse dick werden ließ! Mäuse, die ihr ganzes Leben lang vollkommen steril aufwuchsen, also ohne Kontakt zu Bakterien am oder im Körper zeigen eine krankhafte Stressantwort. Und nun stellen Sie sich die Auswirkungen beim Menschen vor! So viel Potenzial diese Therapie bietet, genauso viel Schaden kann sie auch anrichten. Die Rede ist von der Übertragung anderer unbekannter und bekannter infektiöser, metabolischer oder chronischer neurologischer oder entzündlicher Erkrankungen wie multiple Sklerose, Diabetes, Übergewicht, Arteriosklerose, Allergien oder auch psychische Störungen.

Bakterien sind überall
Bakterien finden sich im gesamten Magen-Darm-Trakt, vom Mund bis zum After. Die Zusammensetzung und Menge unterscheidet sich und ist im Magen gering, nimmt aber, je weiter man wieder Richtung unterer Ausgang kommt, zu. Im Magen verhindert die Säure das Wachstum der Bakterien. Der Dünndarm gilt als wenig besiedelt, obgleich dort auch schon Millionen von Bakterien leben. Bisher bekannt ist, dass es vier etwas unterschiedliche Typen der Zusammensetzung des Dickdarm-Mikrobioms gibt. Vorherrschende Bakterienstämme sind Prevotella, Firmicutes und Bacteroidetes. Die Stämme wiederum verzweigen sich in Klassen, Ordnungen und Familien. Das ganze System ist ziemlich komplex und ehrlicherweise auch für Profis schwer zu durchschauen.

Mikrobiom verändert sich
Die Zusammensetzung des Darmmikrobioms unterliegt im Laufe eines Menschenlebens Veränderungen: Im Kleinkindalter verändert es sich besonders stark, stabilisiert sich im Erwachsenenalter und zerfällt langsam im hohen Alter und ist dann auch anfälliger für schädigende Einflüsse oder Erkrankungen. Wie viele Bakterien und welche genau nun in jedem Darm vorherrschen, darüber gibt es wirklich sehr unterschiedliche Meinungen. Fakt ist, dass sich die Zusammensetzung definitiv unterscheidet und es ziemlich viele Bakterien im Körper gibt. Manche Forscher gehen so weit zu behaupten, dass die Bakterien den Menschen steuern und nicht andersherum! Die Wahrheit liegt irgendwo dazwischen.

Die Vielfalt der Bakterien im Darm wird beeinflusst von der geografischen Herkunft und genetischem Hintergrund, ist aber genauso abhängig von der Ernährung. Wurden Sie als Baby normal entbunden oder kamen Sie per Kaiserschnitt auf die Welt? Hat Ihre Mutter Sie gestillt oder haben Sie Flaschenkost erhalten? Das sind bereits tiefgreifende Faktoren und Eingriffe in das in Ihrem Körper nun vorherrschende Mikrobiom! Die Funktionen, die diese kleinen Wunderwerke für uns und mit uns ausüben, sind vielfältig. Bakterien greifen ein und beeinflussen alle möglichen biologischen Prozesse. Sie unterstützen und trainieren das Immunsystem, sie hemmen andere Krankheitserreger. Sie zersetzen alles, was der Mensch nicht verdauen kann, und produzieren dabei Gase und sogar Vitamine, Nährstoffe und kurzkettige Fettsäuren, die für den gesunden Menschen so wichtig sind. Sie spielen eine Rolle bei Gedächtnis- und Lernfunktion und sind essenziell für Reifungsprozesse im Gehirn.

Die Einnahme mancher Medikamente verändert die Zusammensetzung der Bakterienarten im Darm. Dazu gehören Protonenpumpenhemmer oder Antibiotika. Es gibt aber noch mehr Möglichkeiten, das Darmmikrobiom, positiv oder negativ, zu beeinflussen. Mittlerweile ist bekannt, dass Bakterien an vielen Stellen in Stoffwechselprozesse eingreifen. Auf welche Art und Weise Bakterien und ihre Produkte wirken können oder wie Bakterien beeinflusst werden können, beschreibt Tab. 4.4.

Probiotika

Zu den Auswirkungen von Probiotika auf Symptome beim Reizdarmsyndrom gibt es zahlreiche Studien. Das ist natürlich gut, aber gleichzeitig auch problematisch, weil die Studien überall auf der Welt durchgeführt werden bzw. wurden und dadurch schwer vergleichbar sind. Mal unterscheiden sich die Studienteilnehmer, dann wurden unterschiedliche Dosierungen der Probiotika oder verschiedene Zeiträume untersucht. Deshalb wird deren Einsatz selbst in medizinischen Kreisen immer wieder heiß diskutiert. In der Reizdarmtherapie sollten sie als ein Baustein unter vielen ausprobiert werden. Wie immer gilt: wenn sich keine Wirkung einstellt, dann sollen sie auch wieder abgesetzt werden.

Tab. 4.4 Wirkung von Bakterien

Präbiotika	Sind für den Menschen unverdauliche Nährstoffe, die dem Darmmikrobiom als Nahrungsgrundlage dienen. Es vermehren sich eher die Bakterien, denen die „richtige" Nahrung angeboten wird.
	Präbiotika sind meistens komplexe Kohlenhydrate, wie z. B. Oligofruktose und Inulin. Sie können gute Bakterien fördern und schlechte zurückdrängen. Sie wirken im weitesten Sinne antientzündlich, unterstützen das Immunsystem und fördern die Bildung kurzkettiger Fettsäuren. Sie sind bestimmt nützlich, werden aber für die Behandlung des Reizdarmsyndroms nicht empfohlen, was am ehesten an der fehlenden Studienlage liegt
Probiotika	Das sind unterschiedliche (lebende) Mikroorganismen, die, wenn sie in ausreichender Menge aufgenommen werden, einen gesundheitlichen Nutzen bringen sollen.
	Präparate sind mittlerweile breit verfügbar und beliebt zur Behandlung verschiedener Krankheiten. Auch in der Behandlung des Reizdarmsyndroms spielen sie eine Rolle. Studien zeigten, dass Probiotika auf die Darmbewegungen und Schmerzwahrnehmung wirken und sogar das zentrale Nervensystem, also das Gehirn aktivieren können! Dies geschieht vermutlich über die Darm-Hirn-Achse.
	Sie sollten in der Behandlung des Reizdarmsyndroms ausprobiert werden. Die Wahl des Probiotikums kann in Abhängigkeit der führenden Symptomatik erfolgen. Probiotika, die Lactobacillen enthalten, scheinen viele Reizdarmsymptome zu verbessern, u. a. Blähungen, Schmerzen und Stuhlfrequenz
Synbiotika Parabiotika	So bezeichnet man ein Produkt, das eine Kombination aus Prä- und Probiotika darstellt
	Dies sind hitzeinaktivierte, nicht lebensfähige, aber noch intakte Bakterien, die, so wie die Probiotika, wenn sie in ausreichender Menge aufgenommen werden, einen gesundheitlichen Nutzen bringen sollen. Die Studienlage hierzu ist uneinheitlich

(Fortsetzung)

Tab. 4.4 (Fortsetzung)

Antibiotika	Hierbei handelt es sich um das Stoffwechselprodukt von ausgewählten Pilzen oder Bakterien. Mittlerweile können Antibiotika aber auch synthetisch oder gentechnisch hergestellt werden. Antibiotika können selektiv das Wachstum von Bakterien hemmen oder sie töten. Sie sind äußerst nützlich in der Behandlung bakterieller Infektionen wie Lungenentzündung, Gallenblasenentzündung oder Wundrose und haben dort einen festen Stellenwert. Es gibt die Option, das Reizdarmsyndrom, welches mit Durchfall und Blähungen einhergeht oder zumindest nicht mit Verstopfung, mit einem speziellen Antibiotikum, dem Rifaximin, zu behandeln. Rifaximin wirkt tatsächlich nur im Darm. Es hat keine Wirkung auf den Rest des Körpers. Obwohl es in der Behandlung erwogen werden sollte, hat es leider für diese Indikation in Deutschland keine Zulassung. Patienten müssen es selbst bezahlen oder um eine Rückerstattung bei der Krankenkasse bitten. Und es gibt mit dem gleichen Antibiotikum eine Studie, die belegt, dass die Antibiotikaeinnahme tatsächlich Stresseffekte bei Gesunden verringerte – ähnlich den Effekten, die auch Psychobiotika zeigen (s. u.)
Psychobiotika	Es handelt sich um lebende Organismen, die, wenn sie in ausreichender Menge aufgenommen werden, Patienten mit psychischen Krankheiten einen gesundheitlichen Vorteil bringen sollen. Dies aber bisher alles noch in Studien. Die Annahme besteht darin, dass die Mikroorganismen Verhalten sowie Psyche und Hirn des Patienten dadurch beeinflussen, dass sie stoffwechsel- und neuroaktive Substanzen bilden, wozu beispielsweise die kurzkettigen Fettsäuren gehören. Dass Bakterien solche Substanzen andauernd bilden, ist bereits etabliert. In einer sehr interessanten Studie nahmen gesunde Probanden ein Placebo oder Probiotikum ein. Die Probiotikagruppe zeigte danach eine bessere Stimmung
Postbiotika	So bezeichnet man die messbaren Stoffwechselprodukte, die von Probiotika gebildet werden. Wie oben schon erwähnt, zählen hierzu spezielle Aminosäuren, kurzkettige Fettsäuren und andere kleine und größere Proteine, eigentlich alles, was gebildet wird und als Botenstoff im menschlichen Körper ein Signal auslösen kann. Psychobiotika wirken also über Postbiotika. Manchmal werden die Postbiotika auch als Metabolom bezeichnet. Ganz schön verwirrend

Die Auswahl des „richtigen" Probiotikums stellt immer noch eine Herausforderung dar, denn nicht alle wirken bei jedem. Mittlerweile gibt es aber ausreichend Studien, die belegen, dass manche Bakterienstämme sinnvollerweise bei Verstopfung oder eher bei Blähungen oder Durchfall einzusetzen sind. Diese Schlussfolgerung rührt daher, dass bestimmte Symptome eben besonders gut bei einzelnen Studien gelindert wurden. Das heißt, die Auswahl des Probiotikums kann in Abhängigkeit von der vorherrschenden Symptomatik erfolgen. Wer mehr darüber wissen möchte, sollte sich die Studien ansehen, die es für ausgewählte Probiotika gibt. Ihr behandelnder Arzt kann Ihnen da auch weiterhelfen. Oder Sie probieren es einfach aus. Eine schädigende Wirkung wurde jedenfalls bisher nicht nachgewiesen (auch wenn Nebenwirkungen wie Durchfall durchaus auftreten können). Diverse Probiotika sind auch in kommerziell erhältlichen Joghurt-Zubereitungen enthalten. Ob diese jedoch auch noch leben, wenn die Kühlkette unterbrochen wurde, sei dahingestellt. Es gibt aber genug Leute, die auf probiotische Drinks oder Joghurt schwören und damit ihre Darmgesundheit erhalten. In der Reizdarmdiät wird ein probiotisches Lebensmittel täglich empfohlen. Achten Sie bei der Auswahl auch auf die Einnahmehäufigkeit und Art, die erforderliche Lagerung (gekühlt?) und natürlich den Preis.

Zusammenfassung

- Wie bei jeder anderen chronischen Erkrankung braucht es für eine gute und langfristige Therapie eine vertrauensvolle Arzt-Patienten-Beziehung.
- Die Arzt-Patienten-Beziehung fußt auf Authentizität und Ehrlichkeit.
- Eine Wunderheilung widerfährt den Wenigsten.
- Daher Vorsicht, wenn Ärzte oder Heilpraktiker mit einer Wunderheilung werben!
- Patienten sollten auch keine Wunderheilung einfordern.
- Erwartungen an eine Behandlung und in welchem Zeitraum mit Erfolgen zu rechnen ist, sollten frühzeitig geklärt und besprochen werden.
- Es lohnt sich bei Therapiebeginn darüber nachzudenken, welche Meilensteine wann erreicht werden wollen. Wenn Sie ein Haus bauen, erwarten Sie ja auch nicht, dass es nach dem ersten Termin mit dem Ingenieurbüro gleich fertig ist.
- Das therapeutische Spektrum ist groß.
- Sätze wie „Das ist nur stressbedingt" oder „Da kann man nichts machen" sind deplatziert.
- Das Gegenteil ist der Fall. Es gibt unglaublich viele Therapiemöglichkeiten, die alleine oder in Kombination definitiv Symptome lindern können.

- Eine chronische Krankheit ist lebensverändernd. Dies zu akzeptieren, ist ein langer Prozess. Anstatt jahrelang nach einer „richtigen" Diagnose zu fahnden, macht es Sinn, die Krankheitsbewältigung, -akzeptanz, aber auch die Linderung der Beschwerden in den Vordergrund zu stellen.
- Die Grundlage für die Behandlung legt Ihr Arzt, indem er Ihnen zuhört, Fragen stellt und vor allem glaubt, dass Sie nicht simulieren, Sie und Ihre Beschwerden also ernst nimmt.
- Sie selbst sind der Schlüssel zur Behandlung.
- Sie können unglaublich viel erreichen!
- Nehmen Sie Ihr Schicksal selbst in die Hand.
- Handeln Sie eigenverantwortlich. Sie sind der Experte für Ihren Körper!
- Indem Sie mehr über die Erkrankung Reizdarmsyndrom lernen, werden Sie auch zum Experten für die Krankheit.
- Finden Sie heraus, was Ihnen guttut. Ist es mehr Sport in Form von körperlicher Bewegung oder eher Yoga oder eher Entspannung? Oder möchten Sie endlich mal wieder einem Hobby frönen, das lange zu kurz kam? Nutzen Sie diese Zeit für sich als Me-Time.
- Eine Stressreduktion ist immer sinnvoll. Es ist nur so schwierig, herauszufinden, welches individuelle Stresslevel jeder Einzelne hat. Es gibt eben guten und schlechten Stress.
- Wenn Sie Umstände in Ihrem Leben identifizieren, die Sie regelmäßig zur Weißglut treiben oder die Ihnen einfach nicht gut tun, versuchen Sie, diese zu verändern.
- Die Ernährungsberatung und -therapie nimmt einen großen Stellenwert in der Reizdarmbehandlung ein.
- Viele Produkte triggern Symptome.
- Frucht- und Milchzuckerunverträglichkeiten sind häufig.
- Die Gruppe der FODMAP-Kohlenhydrate ist umfangreich und löst bei vielen Menschen Symptome aus.
- Die Therapie beginnt mit einem Tagebuch, das nicht nur die Nahrungsmittel, sondern auch Begleitumstände/Emotionen auflistet, am besten über einen Zeitraum von 2 Wochen. Daraus lassen sich oftmals schon die ersten therapeutischen Schritte ableiten.
- Finden Sie in einer professionellen Ernährungsberatung heraus, welcher individuelle Ernährungsplan Ihnen guttut.
- Die psychosomatische Medizin betrachtet Körper und Seele.
- Das frühzeitige Hinzuziehen von Spezialisten auf diesem Gebiet fördert die psychische Gesundheit.
- Psychotherapie wirkt sich sehr gut auf Magen-Darm-Symptome aus.
- Psychische Begleiterkrankungen wie Angst und depressive Störungen sind häufig bei Patienten mit Reizdarmsyndrom.
- Vermutlich werden Sie, obwohl Sie alle oben genannten Maßnahmen befolgen, trotzdem Beschwerden haben.

- Probieren Sie daher von Beginn an auch eine symptombasierte Medikation aus.
- Es gibt viele Möglichkeiten, die Beschwerden bei Reizdarm zu lindern.
- Je nach Leitsymptom, also eher Durchfall, Verstopfung, Schmerzen oder Blähungen gibt es Medikamente auf synthetischer oder rein pflanzlicher (Phytotherapie) Basis, die studienbasiert sind und wirken.
- Gerade der Stuhlgang lässt sich mit verschiedenen Maßnahmen fester oder weicher machen. Auch Bauchschmerzen kann man gut behandeln.
- Probiotika sind ein spannender neuer Ansatz. Die Bakterien, die im Darm wirken, verbessern auf vielfältige Art und Weise das Beschwerdebild.
- Antidepressiva wirken nicht nur antidepressiv, sondern verändern auch die Schmerzwahrnehmung.
- Scheuen Sie sich nicht davor, etwas Neues auszuprobieren. Wenn Sie Kopfschmerzen haben, nehmen Sie ja auch eine Tablette.

5

Nicht immer schwarz oder weiß

5.1 Depression bei Reizdarmsyndrom – Henne oder Ei?

Oftmals haben Betroffene nicht nur rein körperliche oder rein psychische Symptome, mitunter haben sie sogar entsprechende Symptomkonstellationen, welche verschiedene Diagnosen rechtfertigen. Hier spricht man von sogenannten Komorbiditäten, also dem Vorliegen verschiedener Erkrankungen. Dies kann ein zufälliges Zusammentreffen sein, also zum Beispiel Reizdarmsyndrom und Bluthochdruck, oder aber ein überzufällig häufiges Auftreten. Hier ist das gemeinsame Auftreten eines Reizdarmsyndroms und psychischer Erkrankungen, vor allem depressiver Störungen und Angststörungen zu nennen (Abb. 5.1).

Welchen Einfluss hat die Psyche?

Wie kommt es nun dazu? Welchen Einfluss hat die Psyche auf das Reizdarmsyndrom (oder andersherum)? In der Tat sind, wie schon zuvor in unserem Buch beschrieben, Darm und Gehirn eng über die Darm-Hirn-Achse verbunden. Vor diesem Hintergrund (aber nicht nur) ist es nicht

© Der/die Autor(en), exklusiv lizenziert an Springer-Verlag GmbH, DE, ein Teil von Springer Nature 2022
M. Goebel-Stengel und A. Stengel, *Ratgeber Reizdarmsyndrom,*
https://doi.org/10.1007/978-3-662-64525-3_5

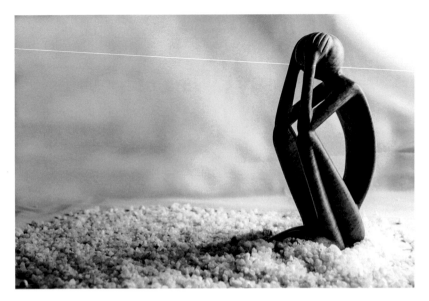

Abb. 5.1 Viele Patientinnen mit einem RDS kämpfen auch mit psychischen Problemen. (Quelle: dodoardo – https://stock.adobe.com)

verwunderlich, dass auch eine Darm- und psychische Symptomatik überzufällig häufig vorkommt. Bezogen auf alle Betroffenen mit Reizdarmsyndrom hat oder entwickelt circa jeder fünfte Patient im Verlauf eine psychische Erkrankung. Dies nimmt – und auch das verwundert ja nicht unbedingt – mit zunehmender Erkrankungsdauer und Schweregrad des Reizdarmsyndroms zu. Nach langjähriger Erkrankung und mit hohem Schweregrad haben bis zu 90 % der an einem Reizdarmsyndrom Erkrankten zusätzlich mindestens eine psychische Erkrankung. Diese Befunde unterstützen die enge Verbindung von Darm und Hirn. Hier ist anzumerken, dass diese Verbindungen in beide Richtungen bestehen. Auch Patienten mit einer psychischen Erkrankung wie zum Beispiel einer (schweren) Depression haben ein erhöhtes Risiko, ein Reizdarmsyndrom zu entwickeln. Die sollte also entsprechend beachtet, erfragt (hierzu gibt es auch gute Fragebögen) und in der Therapie beachtet werden. Die gute Nachricht ist, dass sowohl das Reizdarmsyndrom als auch psychische (Begleit)Erkrankungen gut behandelbar sind, aber eben auch behandelt werden sollten.

Patientengeschichte (Maria, 34 Jahre)

Maria, seit etwa 9 Monaten bei uns aufgrund ihres Reizdarmsyndroms in Behandlung, stellt sich, wie besprochen, zur Verlaufskontrolle vor. Es gehe ihr aktuell mit der begonnenen Lebensstiländerung und der Ernährungsumstellung besser, bei bekannten Lebensmitteln würden die Bauchschmerzen gar nicht auftreten, es komme auch nicht zu Durchfallepisoden. Lediglich wenn sie Neues ausprobiere, bekomme sie Schmerzen und Durchfall. Hiermit komme sie jedoch ganz gut zurecht. Sie habe es geschafft, 3 kg zuzunehmen, wiege mittlerweile 54 kg bei einer Körpergröße von 165 cm. Mit diesem Gewicht sei sie zufrieden. Allerdings bemerke sie seit 6 Wochen eine Abgeschlagenheit, Müdigkeit und einen reduzierten Antrieb. Dies belaste sie. Sie beschreibt vermehrte Belastungen bei der Arbeit, sie arbeitet als Filialleiterin bei einem Discounter.

Hier ist anzumerken, dass, während die Reizdarmsymptomatik zurückgeht (obschon noch besteht), eine andere Symptomatik in den Vordergrund tritt, nämlich die depressive. Dies kann im Sinne einer Symptomverschiebung erklärt werden. Sind alle Symptome gleichzeitig vorhanden, kann von einer Begleiterkrankung gesprochen werden. Wir besprachen mit der Patientin den leitliniengerechten unterstützenden Einsatz eines Antidepressivums (da sie sich ein Medikament gewünscht hat). Nach 4 Wochen kam es zu keiner ausreichenden Besserung der Symptomatik, sodass wir zusätzlich die Aufnahme einer ambulanten Psychotherapie empfahlen. Dies wolle Maria nun probieren.

5.2   Reduktion der Lebensqualität

Ein wichtiges Maß zur Beurteilung der – oftmals ja vor allem subjektiv empfundenen – Krankheitsschwere ist die Lebensqualität, häufig als gesundheitsbezogene Lebensqualität ausgedrückt. Diese Wichtigkeit findet auch in Studien ihren Ausdruck. Eigentlich kommt keine neue Medikamentenstudie heutzutage ohne die Erfassung der Lebensqualität aus. Es wird sogar kaum ein neues Medikament zugelassen, wenn es „nur" ein Symptom lindert, zum Beispiel Bauchschmerzen, sondern es muss auch einen nachweisbaren Effekt auf die Lebensqualität haben.

Interessanterweise ist die Lebensqualität von Betroffenen mit Reizdarmsyndrom besonders deutlich eingeschränkt, häufig sogar in ähnlichen Dimensionen wie bei schweren chronischen Erkrankungen wie

Diabetes oder verschiedenen Tumorerkrankungen. Wie ist das möglich? Zum einen kann das Reizdarmsyndrom vielfältige und sehr störende Symptome verursachen (Durchfall, Blähungen, Bauchschmerzen), welche die Lebensqualität unmittelbar beeinflussen können, zum anderen können die Folgen wie sozialer Rückzug oderStörungen der sozialen Interaktion („der redet die ganze Zeit nur über seine Bauchschmerzen") zu einer weiteren deutlichen Einschränkung der Lebensqualität führen.

5.3　Überlappende Erkrankungen

Neben dem oben genannten Konzept der Begleiterkrankungen, gibt es auch Erkrankungen, welche sich aufgrund der Symptomatik (und auch manchmal aufgrund der Entstehung im Sinne eines Kontinuums) überlappen. Hier wollen wir im Folgenden Erkrankungsgruppen vorstellen, welche häufig und aufgrund der Symptomatik eng mit dem Reizdarmsyndrom überlappen können oder vielleicht sogar von einer Krankheit zur anderen übergehen können.

Funktionelle Dyspepsie (Reizmagen)
Sie beschreibt Symptome, die Arzt und Patient eher auf den Bereich oberhalb des Bauchnabels beziehen würden, daher der Name Reizmagen. Typisch sind Völlegefühl oder Blähbauch, Aufstoßen und/oder Rülpsen, Übelkeit und Sodbrennen und brennende Schmerzen, die in Richtung Magen projiziert werden. Das Wort Dyspepsie setzt sich zusammen aus *dys* und *Pepsie* oder auch *Pepsis*. Wenn Sie das an eine Cola-Sorte erinnert, dann liegen Sie richtig! Der Name der Colasorte leitet sich tatsächlich daher ab. Es gibt ja Menschen, die schwören auf Cola und Salzstangen bei einer Magenverstimmung.

Das Wort *Pepsis* stammt aus dem Altgriechischen und heißt so viel wie Verdauung. Die Vorsilbe *dys* bedeutet, dass etwas nicht im Gleichgewicht ist. Ähnlich wie bei Dysbiose, da sind die Bakterien nicht im Gleichgewicht. Es ist also etwas mit der Verdauung nicht im Gleichgewicht. Pepsin ist ein wichtiges Enzym im Magen, das bei der Zerlegung von Eiweißen hilft.

Bei der funktionellen Dyspepsie findet sich, so wie beim Reizdarmsyndrom, keine organisch greifbare Ursache für die Beschwerden. Die Magenspiegelung und Säuremessungen ergeben keine Auffälligkeiten. Trotzdem haben Betroffene das Gefühl von Sodbrennen und Magenschmerzen. Oft ist es möglich, zwei Hauptbeschwerden herauszuarbeiten:

1. ständige Bauchschmerzen in der Magengrube, auch Sodbrennen verbunden mit saurem Aufstoßen : das sogenannte *epigastric pain syndrome,*
2. Beschwerden unterschiedlicher Art, die nach dem Essen auftreten, z. B. frühe Sättigung und Völlegefühl, Übelkeit, nichtsaures Aufstoßen: das sogenannte *postprandial distress syndrome.*

Die medizinischen Diagnosekriterien des Reizmagensyndroms entstammen den im englischen Sprachraum verwendeten Rom-Kriterien (aktuell Rom-IV-Kriterien, siehe auch Kap. 1), die von einer Gruppe internationaler Experten definiert werden. Rein didaktisch gibt es demnach zwei verschiedene Gruppen von Patienten mit Reizmagensyndrom. Das hilft vielleicht für ein besseres Verständnis, aber wenig für die Behandlung: die ist nämlich bei beiden Gruppen ähnlich.

Was verursacht ein Reizmagensyndrom?
Die Ursachen sind vielfältig und denen des Reizdarmsyndroms ähnlich. Diskutiert werden u. a.:

- erhöhte Schmerzwahrnehmung (sogenannte Hypersensitivität)
- veränderte Magenbeweglichkeit (Motilitäts- und Akkomodationsstörung), die vielleicht auch zu einer verlangsamten Magenentleerung führt
- Störungen der Schleimhautbarriere
- mikroskopische Entzündungen
- Stress und psychosoziale Faktoren

Außerdem finden sich auch häufig Überlappungen mit psychischen Erkrankungen wie Angststörungen oder Depressionen.

Viele Patienten klagen sowohl über Reizmagen- als auch Reizdarmsymptome. Das ist nachvollziehbar, wenn man die ähnlichen Ursachen bedenkt.

Auch eine chronische Verstopfung kann Übelkeit, Völlegefühl und Bauchschmerzen auslösen. Das wird jedoch oft nicht bedacht! Achten Sie daher auf eine gute Regulierung des Stuhlgangs.

Weiterhin gibt es verschiedene Therapiemöglichkeiten, zum Beispiel eine Antibiotikakur, Medikamente, die die Beweglichkeit des Magens steigern oder auch pflanzliche Produkte, wozu es mittlerweile viele wissenschaftliche Studien gibt, die eine gute Wirksamkeit belegen. Eine Ernährungsumstellung und Änderung des Essverhaltens können auf jeden Fall versucht werden. Nicht zuletzt kann frühzeitig eine Psychotherapie (anders als beim Reizdarmsyndrom gibt es hier fast nur Daten für die kognitive Verhaltenstherapie) erwogen werden. Auch Probiotika rücken immer mehr in den Fokus. Genaue Empfehlungen hierzu gibt es jedoch noch nicht.

Patientenbeispiel: Tamina (39 Jahre)

Tamina hat seit nunmehr 5 Jahren immer wieder Schmerzen in der Magengrube, die mit Krämpfen, Blähungen, Aufstoßen und einem brennenden Gefühl einhergehen. Der Stuhlgang ist unproblematisch, aber wechselhaft, Durchfall oder Verstopfung beklagt sie jedoch nicht. Zusätzlich leidet sie an einer Reizblase und nimmt darum immer wieder Antibiotika ein. Momentan ist Tamina noch in Elternzeit mit dem zweiten Kind. Das erste Kind ist schon Teenager. Sie ist verheiratet und hat ein Pferd und ist dadurch körperlich aktiv.

Eine Fruktose- und Laktoseunverträglichkeit konnten bereits mittels H_2-Atemtest ausgeschlossen werden. Die Darmspiegelung war unauffällig. Bei einer Magenspiegelung wurde vor 3 Jahren (endlich) eine Zöliakie diagnostiziert. Danach stellte sie ihre Ernährung auf glutenfrei um. Das brachte jedoch nur eine kurzfristige Linderung der Beschwerden. Danach versuchte es Tamina mit Akupunktur. Das half nicht so richtig. Sie geht schon länger zu einer Psychotherapeutin.

Das Problem jetzt besteht nicht nur in den Beschwerden, sondern vor allem auch in einer fortlaufenden Gewichtsabnahme und dem zunehmenden Druck, die Beschwerden in den Griff zu bekommen, da die Elternzeit bald endet. Um ihr Gewicht zu halten, isst Tamina viele Süßigkeiten, um ausreichend Kalorien aufzunehmen. „Normales" Essen verträgt sie fast nicht mehr. Sie reagiert auf viele Nahrungsmittel mit Beschwerden. Zu den verträglichen Nahrungsmitteln (nur gedünstet) gehören Zucchini, Reis, Kartoffeln, Fenchel, Champignons, Mangold und Spinat. Das herauszufinden hat etwas gedauert. Tamina hat einfach viele Sachen durchprobiert. Eine professionelle Ernährungsberatung hatte sie noch nie.

Sie hat sich auch durch viele Medikamente „durchprobiert". Dazu gehören pflanzliche Produkte und krampflösende Medikamente. Die pflanzlichen Medikamente halfen. Tamina wusste jedoch nicht, ob man die dauerhaft einnehmen könne, und hat sie dann doch lieber wieder abgesetzt.

In der Sprechstunde machte die Ärztin mit Tamina folgenden Plan: Die Zöliakie scheint aufgrund der Ernährungsumstellung unter Kontrolle zu sein. Das ist sehr wichtig, da eine dauerhafte Schädigung der Dünndarmschleimhaut durch fortgesetzten Konsum von Gluten oder verwandten Produkten zu Dünndarmkrebs führen kann. Durch die Umstellung auf glutenfreie Produkte scheint die Ernährung eingeschränkt zu sein. In jedem Fall erscheint sie momentan zu einseitig und deckt nicht den Kalorienbedarf. Daher wäre eine professionelle ambulante Ernährungsberatung angebracht. Ein bisschen entsteht auch der Eindruck, dass die Entwicklung einer Essstörung möglich ist. Dieser Verdacht wurde gezielt angesprochen.

Da trotz behandelter Zöliakie immer noch typische Beschwerden bestehen, scheint zusätzlich ein Reizmagensyndrom vorzuliegen. Eine gleichzeitig vorliegende Reizblase ist gerade bei Frauen nicht selten. Es gibt zwar Medikamente, die man nicht dauerhaft einnehmen sollte, aber Phytotherapie beim Reizmagensyndrom hat sich bewährt und darf auf längere Zeit fortgesetzt werden, wenn es hilft. Manches muss sogar länger und regelmäßig eingenommen werden, damit es den vollen Effekt entfaltet. Die ambulante Psychotherapie sollte fortgeführt werden, da Tamina davon profitiert. Die darmfokussierte Hypnose ist eine gute Möglichkeit, Bauchbeschwerden weiter in den Griff zu bekommen. Es gibt noch weitere Medikamente, die in die Schmerzwahrnehmung eingreifen. Diese auszuprobieren wäre der nächste Schritt.

Chronisch entzündliche Darmerkrankungen

Reizdarmbeschwerden sind häufig bei Patienten mit chronisch entzündlichen Darmerkrankungen, insbesondere Morbus Crohn. Umgekehrt müssen chronisch entzündliche Darmerkrankungen bei lang anhaltenden Bauchschmerzen, insbesondere Krämpfen, und (blutigen) Durchfällen ausgeschlossen werden. Weitere Informationen zu den chronisch entzündlichen Darmerkrankungen finden Sie in Abschn. 2.5.

Mehr als ein Drittel der Patienten, deren Darmentzündung mit Medikamenten unter Kontrolle gebracht wurde, weisen oft immer noch typische und einschränkende Reizdarmbeschwerden sowie subjektive Nahrungsmittelunverträglichkeiten auf. Daher können Ernährungsumstellungen durchaus versucht werden und sich positiv auf Reizdarmbeschwerden auswirken. Interessanterweise scheinen hier Nahrung und Darmbakterien eng zusammenzuarbeiten, um die Schleimhautbarriere, die aus fest verschlossenen Darmzellen und Schleim besteht, wiederherzustellen oder aufrechtzuerhalten. Bei Kindern mit Morbus Crohn ist es sogar möglich, akute Krankheitsschübe nur mit einer Ernährungstherapie zu behandeln.

Möglich wäre es, dass eine unerkannte chronisch entzündliche Darmerkrankung besteht, die wie ein Reizdarmsyndrom behandelt wird. Tatsächlich ist nach der Erstdiagnose Reizdarmsyndrom das Risiko in den ersten 5 Jahren erhöht, dass doch später noch eine chronisch entzündliche Darmerkrankung diagnostiziert wird.

Viele Patienten mit einer chronisch entzündlichen Darmerkrankung litten also vor Diagnosestellung an einem klassischen Reizdarmsyndrom. Daher gibt es die Hypothese, dass das Reizdarmsyndrom eine frühe Form der chronisch entzündlichen Darmerkrankung sein könnte. Manchmal wird aber auch einfach der Dünndarm nicht richtig untersucht. Morbus Crohn tritt aber häufig im Dünndarm auf. Daher gehört zu einer Darmspiegelung bei Reizdarmbeschwerden immer der Blick des Untersuchers in den letzten Teil vom Dünndarm, der einsehbar ist, das Ileum. Umgekehrt kann aber auch eine gut behandelte und kontrollierte chronisch entzündliche Darmerkrankung in ein Reizdarmsyndrom übergehen.

Dass sich aus einem Reizdarmsyndrom auch eine chronisch entzündliche Darmerkrankung entwickeln kann, trifft sicherlich auf eine kleine Gruppe von Patienten zu, aber nicht auf alle. Sie müssen also nicht gleich befürchten, im Verlauf der nächsten 5 Jahre doch noch Morbus Crohn zu entwickeln. Ähnlich wie beim Reizdarmsyndrom kann sich eine Stressbelastung negativ auf den Verlauf einer chronisch entzündlichen Darmerkrankung auswirken. Auch depressive Begleitsymptome sollten, ähnlich wie beim Reizdarmsyndrom, bedacht werden.

Nachvollziehbar ist also, dass chronisch entzündliche Darmerkrankungen zu den Differenzialdiagnosen des Reizdarmsyndroms gehören und daher ausgeschlossen werden müssen bzw. immer wieder daran gedacht werden muss, da es eine Gruppe von Patienten mit

Reizdarmsyndrom gibt, die im Verlauf doch noch eine chronisch entzündliche Darmerkrankung entwickeln. Diese verursacht ähnliche, wenn nicht sogar die gleichen Beschwerden wie das klassische Reizdarmsyndrom. Daher gelten auch ähnliche Therapieprinzipien, die zusätzlich zu einer Entzündungshemmung und Unterdrückung des Immunsystems zum Einsatz kommen.

Essstörungen
Viele Betroffene mit Reizdarmsyndrom klagen über Bauchschmerzen, störende Darmbewegungen und Blähungen, vor allem nach dem Essen. Ähnliche Symptome berichten häufig Patienten mit einer Essstörung, zum Beispiel einer Magersucht (Anorexie). Die Symptome könnten bei Betroffenen mit einem Reizdarmsyndrom dazu führen, dass die Nahrungsaufnahme reduziert wird (auch aus Angst vor den Symptomen) und in der Folge das Körpergewicht sinkt. Seltener kann es auch zur Entwicklung einer diagnostizierbaren Essstörung kommen. Umgekehrt erfüllen viele Patienten mit einer Essstörung, hier ist wieder vorrangig die Anorexie zu nennen, die Diagnosekriterien für ein Reizdarmsyndrom. Hier können entweder wirklich beide Erkrankungen im Vollbild vorliegen oder eben aufgrund der starken Überlappung Symptome der anderen Erkrankung. Bei Verdacht auf das Vorliegen einer (zusätzlichen) Essstörung sollten weiterführende Untersuchungen zum Beispiel bei einem psychosomatischen Facharzt erfolgen, da eine Essstörung einen schwerwiegenden Verlauf nehmen kann und somit frühzeitig behandelt werden sollte.

Patientengeschichte (Emma, 25 Jahre)

Emma stellt sich auf Anraten ihres aktuell behandelnden Zahnarztes bei uns vor. Sie habe seit Jahren eine verminderte Knochendichte, vor allen Dingen im Kieferknochen. Dies belaste sie sehr, es sei kürzlich sogar der Plan entstanden, sich alle Zähne ziehen zu lassen. Dies habe sie nun jedoch nicht gemacht, sie habe einen Zahnarzt gefunden, der zur Zurückhaltung gemahnt hat. Dennoch habe sie das Gefühl, dass alle Zähne locker seien und sich beim Essen auseinanderbewegen würden. Weiterhin habe sie seit über 15 Jahren Gelenkbeschwerden, auch hier mache sie die festgestellte verminderte Knochendichte für die Beschwerden verantwortlich. Ein Grund der Osteopenie (verminderte Knochendichte) sei trotz wiederholter und ausführlicher Labordiagnostik nicht gefunden worden. Das Gewicht sei mit 43 kg bei 1,64 m stabil (BMI 16). Vor vier Jahren haben sie noch 57 kg gewogen, das sei ihr Maximalgewicht gewesen. Sie fühle sich aktuell wohl, nicht zu dünn, im Spiegel finde sie sich „besser als der Durchschnitt". Es habe in der Vergangenheit Phasen mit sehr gezügeltem Essverhalten und auch Erbrechen gegeben. Weiterhin habe sie schon lange nach dem Essen auftretende Bauchschmerzen, Blähungen und immer wieder Durchfall. Die ausführliche körperliche Diagnostik sei ohne einen wegweisenden körperlichen Befund geblieben. Vor 7 Jahren schon sei die Diagnose eines Reizdarmsyndroms gestellt worden. Aktuell ist nun zusätzlich eine Anorexie zu diagnostizieren. Emma wurde eine entsprechende Behandlung angeboten, sie ist dieser gegenüber jedoch sehr skeptisch. Hierbei ist anzumerken, dass nur bei entsprechendem Leidensdruck und einer Therapiemotivation eine Behandlung sinnvoll und zielführend ist. So schwer es manchmal auch als Arzt auszuhalten ist, am Ende entscheidet der Patient, ob er sich behandeln lässt. Bisher hat sich Emma noch nicht entschieden.

Postinfektiöses Reizdarmsyndrom

Einige Patienten mit Reizdarmsyndrom berichten, dass sie sich noch genau an den Tag erinnern, an dem die Beschwerden angefangen haben. Tatsächlich ist es bei 20 % der Patienten mit Reizdarmsyndrom so, dass die chronischen Beschwerden nach einem akuten Magen-Darm-Infekt begonnen haben, bei manchen gingen sie nie weg, bei anderen traten die Reizdarmbeschwerden erst mit zeitlichem Versatz zum akuten Infekt auf. Je schwerer die akute Infektion war, desto höher ist die Chance, dass es später zu einem Reizdarmsyndrom kommt.

Das ist sogar recht gut untersucht: 2011 kam es in Deutschland zu einem erhöhten Auftreten einer schweren Darmentzündung, welche von sehr zerstörerisch wirkenden E.-coli-Bakterien ausgelöst wurde. Insgesamt 3842 Patienten wurden registriert. Ein Studienteam aus Hamburg untersuchte damals, ob das Reizdarmsyndrom bei diesen Patienten häufiger auftrat. Vor Ausbruch lag die Rate an Neuerkrankungen bei knapp 10 %. Zwölf Monate nach dem Ausbruch war sie auf 25 % gestiegen. Daran sieht man, dass Magen-Darm-Infekte durchaus ein Reizdarmsyndrom auslösen können. In Walkerton, in den USA, kam es im Jahr 2000 zu einem ähnlichen Krankheitsausbruch. Damals war verseuchtes Trinkwasser schuld, dass auch E.-coli-Bakterien und Campylobacter-Bakterien in Umlauf brachte. Auch dort litten nach

Abklingen der akuten Magen-Darm-Infektion viele Leute an Reizdarmbeschwerden.

Man nennt diese Verlaufsform das postinfektiöse (also nach der Infektion auftretende) Reizdarmsyndrom. Es tritt nicht nur nach Magen-Darm-Infektionen mit E.-coli-Bakterien auf, sondern wurde auch in Zusammenhang mit anderen Magen-Darm-Erregern beschrieben, z. B. Noroviren, Giardia lamblia oder Campylobacter, Salmonellen und Shigellen. Gerade die drei letztgenannten Bakterien produzieren bestimmte Gifte, von denen bekannt ist, dass sie eine Immunantwort auslösen und Motilitätsstörungen sowie Reizdarmbeschwerden auslösen können. Da Noroviren oder Lamblien diese jedoch nicht produzieren, kann das nicht der einzige Grund sein.

Es kommt weiterhin zu einer Schädigung der Schleimschicht im Darm, die die Darmzellen schützt und wie ein Teppich darauf liegt. Außerdem verbleibt durch den Darmstress mehr Serotonin im Darm. Und zu viel Serotonin fördert Durchfälle. Das zumindest ist gut belegt. Vielleicht ist das der Grund dafür, dass Patienten mit postinfektiösem Reizdarmsyndrom meistens über Durchfall klagen. Es gibt noch andere Risikofaktoren dafür, nach einem Infekt ein postinfektiöses Reizdarmsyndrom zu entwickeln: Menschen, die von Natur aus eher zu depressiver Verstimmung oder Ängstlichkeit neigen und häufig mit körperlichen Symptomen reagieren, haben ein höheres Risiko, an einem postinfektiösen Reizdarmsyndrom zu erkranken als Personen ohne diese psychischen Faktoren.

Im Schnitt ist jeder Zehnte nach Magen-Darm-Infekt davon betroffen. Es gibt aber auch Berichte, dass es deutlich mehr sind. Und bei einem Drittel der Patienten mit bestehendem Reizdarmsyndrom lag vorher ein Magen-Darm-Infekt vor.

Dem wirklich nachzugehen ist schwierig. Die Chance, überhaupt Krankheitserreger in Stuhlkulturen bei einem akuten Magen-Darm-Infekt nachzuweisen, ist ziemlich gering. Die Diagnose postinfektiöses Reizdarmsyndrom beruht demnach also meist auf Patientenberichten und Annahmen, die im Nachhinein nicht mehr zu beweisen sind. Auch hierbei ist es sowohl für Arzt als auch Patient irgendwie beruhigend, einen Auslöser identifiziert zu haben (egal ob der nun echt ist oder nicht). Dass auch nach Abklingen eines Infektes noch Beschwerden auftreten können, trifft für viele Organsysteme zu.

Die Behandlung unterscheidet sich nicht von der des konventionellen Reizdarmsyndroms und orientiert sich an den führenden Beschwerden.

Hatten Sie vielleicht schon mal eine schwere Erkältung und noch Wochen danach ein gereiztes Bronchialsystem, das Sie immer husten ließ? Das Konzept ist doch ähnlich! Auch hier lag zunächst ein akuter Infekt vor und selbst nach Behandlung der Akutsituation mit Medikamenten, vielleicht sogar Antibiotika, bestehen immer noch Beschwerden, die im Alltag nerven. Man nennt das auch gern hyperreagibles Bronchialsystem, das erinnert doch schon irgendwie an das Konzept der viszeralen Hypersensitivität, oder? Und oftmals einleuchtend ist für uns auch, dass es eben einfach noch etwas dauert, bis alles wieder normal ist. Ähnlich verhält es sich auch mit dem postinfektiösen Reizdarmsyndrom. Auch hier bedarf es etwas Geduld und einer symptomatischen, also symptomlindernden Therapie, dann gibt sich vielleicht alles von selbst. Leider kann es aber auch 10 Jahre dauern oder ein Leben lang oder nach 6 Monaten von ganz allein verschwinden.

Patientenbeispiel: Frieda (21 Jahre)

Frieda hat seit Juli 2019 immer wieder plötzlich Magenschmerzen. Angefangen habe alles in einem Urlaub mit ihren Eltern auf Sylt, hier habe sie ein Fischbrötchen gegessen und am Tag darauf sei es ihr schlecht gegangen mit Krämpfen und Durchfall. Wieder zu Hause (5 Tage später) habe die Diagnostik (Blutwerte, Stuhluntersuchung und Bauchultraschall) keine auffälligen Befunde ergeben. Die Krämpfe seien dann geblieben, im Verlauf sei noch Übelkeit dazugekommen. Die Übelkeit habe sich dann bei einem Auslandsaufenthalt (AuPair) in Italien zwischen September und Dezember 2020 noch mal deutlich verstärkt. Dieser Aufenthalt sei wegen Corona ganz anders als erwartet gewesen, sie habe ihn dann auch vorzeitig beendet. Nach ihrer Rückkehr nach Deutschland sei die Übelkeit dann etwas rückläufig gewesen. Dennoch bestehe sie fort und sie bemerke, dass die Übelkeit bei psychischem Stress zunehme. Dann wache sie schon morgens mit Übelkeit auf. Erbrechen bestehe nicht. Das

Gewicht sei mit 63 kg bei 1,71 m Körpergröße stabil. Die Beschwerden hätten nun aufgrund einer Konfliktsituation mit ihrem Freund nochmals zugenommen. Die bisherige Diagnostik habe keinen körperlichen Befund für die Beschwerden ergeben (hausärztliche Vorstellung, gynäkologische Vorstellung, stationäre Abklärung in Italien, Labor, gynäkologischer Ultraschall, Magen- und Darmspiegelung).

Mit Frieda wurde ein Therapieversuch mit krampflösenden Medikamenten (Mebeverin) und der Anwendung von Entspannungsverfahren besprochen. Auch einer Psychotherapie würde sie offen gegenüberstehen. Wir wollten aber erstmal die Effekte der ersten beiden Therapiebausteine abwarten. Sie wird sich in 2–3 Monaten zur Verlaufskontrolle des (postinfektiösen) Reizdarmsyndroms vorstellen.

Zusammenfassung

- Das Reizdarmsyndrom führt häufig zu einer spürbaren Einschränkung der Lebensqualität, interessanterweise ähnlich ausgeprägt wie andere gravierende Erkrankungen wie Diabetes oder Krebserkrankungen.
- Das Reizdarmsyndrom kommt selten allein.
- Mit zunehmender Krankheitsschwere oder -dauer kommt es häufig zur Ausbildung von Begleiterkrankungen.
- Psychische Störungen wie Depressionen oder Angststörungen kommen häufig begleitend vor.
- Eine Überlappung mit dem Reizmagensyndrom kommt oft vor. Das ist bei der – zumindest teilweise ähnlichen – Krankheitsentstehung nicht verwunderlich.
- Obwohl chronisch entzündliche Darmerkrankungen anders entstehen (wie der Name schon sagt, über Entzündungswege), gibt es in Phasen – wo die Entzündung keine oder eine untergeordnete Rolle spielt – dennoch Überlappungen zwischen dem Reizdarmsyndrom und chronisch entzündlichen Darmerkrankungen.
- Nicht zuletzt haben Patienten mit Essstörungen häufig Symptome, welche typisch für ein Reizdarmsyndrom sind, mitunter kann bei diesen Patienten auch die begleitende Diagnose Reizdarmsyndrom gestellt werden (was dann auch behandelt werden sollte).
- Das postinfektiöse Reizdarmsyndrom stellt eine Sonderform dar, da es auf einen Magen-Darm-Infekt zurückzuführen ist und somit einen klaren Auslöser hat. Bei vielen Patienten verschwinden die Symptome nach Monaten von selbst.

6

Ein Leben mit Reizdarm ist (gut) möglich

Lieber den Spatz in der Hand …

Häufig kommen Patienten mit dem (durchaus nachvollziehbaren) Wunsch nach Heilung zu uns. Die Beschwerden sollen weg, die Person von der Erkrankung geheilt werden und dann sei (hoffentlich) wieder alles gut. In der Medizin ist das aber so eine Sache mit der Heilung. Viele chronische Erkrankungen – denken Sie an Bluthochdruck oder Diabetes – sind meist nicht heilbar, jedoch gut behandelbar, d. h., die Symptome können so gut kontrolliert werden, dass sie in den Hintergrund treten, nicht mehr (so) stören oder den Körper nicht mehr gefährden (Abb. 6.1).

> Ein ähnliches Ziel sollte auch beim Reizdarmsyndrom formuliert werden. Nicht die Heilung oder das Streben nach dauerhafter und kompletter Abwesenheit von Magen- und Darmsymptomen sollten das Ziel sein, sondern die Akzeptanz der Beschwerden.

Es ist verständlich, dass genau dieser Schritt vielleicht am schwierigsten ist. Viele stellen sich die Frage, warum ausgerechnet sie nicht von

© Der/die Autor(en), exklusiv lizenziert an Springer-Verlag GmbH, DE, ein Teil von Springer Nature 2022
M. Goebel-Stengel und A. Stengel, *Ratgeber Reizdarmsyndrom*,
https://doi.org/10.1007/978-3-662-64525-3_6

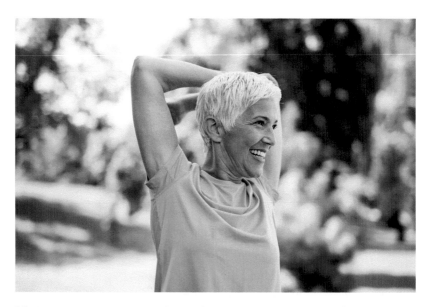

Abb. 6.1 Bewegung steigert bei vielen Patienten das Wohlbefinden. (Quelle: BGStock72 – https://stock.adobe.com)

diesen quälenden Symptomen verschont bleiben und warum sie jetzt lebenslang damit umgehen müssen, wo doch vorher alles normal war. Wenn Sie jedoch gelernt haben, mit den Beschwerden umzugehen, wird das auch Ihre Beschwerden reduzieren. Aber auch die Einsicht und Erkenntnis, dass es nicht dramatisch ist (oder sogar völlig normal), wenn es in stressigen Situationen doch mal zu Darmbeschwerden kommt, kann die Lebensqualität deutlich verbessern. Vielen Betroffenen tut es daher wirklich gut, sich mit anderen über die Erkrankung auszutauschen. Das Wissen darum, dass man nicht allein ist, hilft ungemein.

Wenn ein gelassenerer Umgang mit der Erkrankung gelingt, verlieren die Beschwerden an Macht und Bedeutung, sie rücken in den Hintergrund und das Leben dreht sich nicht mehr nur um sie. Insofern sind auch ein verbesserter Umgang mit den Beschwerden sowie eine Beschwerdebesserung (ohne dass diese weg wären) ein wichtiger Schritt in der Therapie. Therapie bedeutet also nicht nur, Medikamente einzunehmen. Jedes Arzt-Patienten-Gespräch, jedes gut dokumentierte Beschwerdetagebuch und jeder Austausch mit anderen Betroffenen ist ein kleiner Therapiebaustein.

Bewältigt statt überwältigt
Betroffene mit Reizdarmsyndrom beschreiben häufig eine dramatische Einschränkung ihrer Lebensqualität. Dies macht deutlich, dass sich Betroffene vom Reizdarmsyndrom häufig überwältigt fühlen. Hier setzen – neben symptomlindernden Ansätzen – Therapiebausteine an, welche sowohl die Krankheitsbewältigungsstrategien, das sogenannte Coping, fördern als auch die Widerstandsfähigkeit, die sogenannte Resilienz (die haben wir alle!) erhöhen. Dies führt dann dazu, dass die Symptome über die Zeit womöglich noch als störend und unangenehm, aber nicht mehr als katastrophal und überwältigend empfunden werden. Auch das ist bereits ein großer Erfolg der Therapie. Freuen Sie sich auch über Zwischenschritte und Etappenziele.

Patientenbeispiel (Lisa, 30 Jahre)

Wir kennen Lisa nun seit 1,5 Jahren. Sie stellt sich zur Verlaufskontrolle erneut in unserer Ambulanz vor, es sei seit November wieder viel passiert, es gehe ihr aktuell deutlich besser als damals. Ihr Studium befinde sich momentan in der Praxisphase, sie müsse ihre Chefin vertreten, das erlebe sie als sehr stressig. Dennoch würden ihre Bauchbeschwerden aktuell im Hintergrund stehen. Auch bezüglich des Essens in sozialen Situationen versuche sie sich zu exponieren, das klappe eigentlich ganz gut. Die depressive Symptomatik sei komplett zurückgegangen (wir sprechen von Vollremission), die Bauchbeschwerden seien zwar weiterhin vorhanden, würden aber aktuell deutlich geringer ausgeprägt sein und damit im Hintergrund stehen. Sie gehe mittlerweile regelmäßig 1-mal/Woche zu einem Psychotherapeuten. Mit diesem komme sie gut zurecht. Bisher habe sie 12 Stunden gehabt, vorerst seien 25 Stunden geplant.
Bei diesem Patientenbeispiel wird deutlich, dass, obwohl die Symptomatik nicht komplett weg ist, die Patientin diese Veränderungen als großen Erfolg mit einem deutlichen Zugewinn an Lebensqualität erlebt.

Zusammenfassung

- Auch kleine Schritte können in die richtige Richtung führen.
- Heilung ist kein alleiniges Therapieziel.
- Ein verbesserter Umgang mit der Erkrankung kann zu einer deutlichen Optimierung der Lebensqualität führen.
- Das Leben mit einem Reizdarmsyndrom ist sehr gut möglich!

7

FAQs: Antworten auf häufig gestellte Fragen

Meine Schwester hat auch ein Reizdarmsyndrom. Ist die Erkrankung vererbbar?
Er gibt Hinweise darauf, dass genetische Faktoren an der Entstehung und Aufrechterhaltung des Reizdarmsyndroms mitwirken. Das hat man in großen Bevölkerungsstudien, aber auch durch die Untersuchung von vielen Zwillingen herausgefunden. Allerdings gibt es auch Hinweise darauf, dass nicht blutsverwandte nahestehende Personen (z. B. der Ehepartner) überzufällig häufiger an einem Reizdarmsyndrom erkranken, wenn die entsprechend andere Person darunter leidet. Dies spricht dann nicht (nur) für genetische Faktoren zur Entstehung des Reizdarmsyndroms, sondern auch für Umweltfaktoren, am ehesten für ein Zusammenspiel von Genen und Umwelt.

Wie häufig kommt das Reizdarmsyndrom vor?
Das Reizdarmsyndrom ist eine der häufigsten Erkrankungen. Etwa 10 % der erwachsenen Bevölkerung in Deutschland leiden unter einem Reizdarmsyndrom. Nicht bei allen wird gleich die Diagnose gestellt, bei (zu) vielen erst mit zeitlicher Verzögerung. Interessant ist, dass es in

© Der/die Autor(en), exklusiv lizenziert an Springer-Verlag GmbH, DE, ein Teil von Springer Nature 2022
M. Goebel-Stengel und A. Stengel, *Ratgeber Reizdarmsyndrom*,
https://doi.org/10.1007/978-3-662-64525-3_7

vielen Ländern auf der Welt ganz ähnlich aussieht, auch hier leiden etwa 10 % der Bevölkerung unter einem Reizdarmsyndrom. Diese Zahlen sind also relativ stabil. Auf die Bevölkerung bezogen betrifft es allein in Deutschland also mehrere Millionen Menschen. Nun muss man jedoch sagen, dass hier leichte wie schwere Erkrankungs- und Verlaufsformen mit eingerechnet sind. Zum Glück sind es deutlich weniger Menschen, die an einer schweren Ausprägung des Reizdarmsyndroms leiden. Und abhängig von Schwere und Erkrankungsdauer werden unterschiedliche Therapien und Therapiedauern angeboten.

Stimmt es, dass es häufiger Frauen betrifft?
Ja, Frauen sind 2- bis 3-mal häufiger betroffen. Warum das so ist, ist gar nicht so klar. Eventuell gehen Frauen mit den Beschwerden häufiger zum Arzt als Männer, dann wäre es gar nicht zwingend häufiger bei Frauen, sondern würde nur häufiger diagnostiziert. Womöglich spielen aber auch hormonelle Einflüsse, z. B. durch Östrogen und Progesteron, eine Rolle. Diese Frage ist noch nicht abschließend geklärt.

Sind Bauchschmerzen und Durchfall typisch bei Reizdarmsyndrom?
Häufig geht das Reizdarmsyndrom mit Bauchschmerzen, Krämpfen und Blähungen einher, häufig jedoch auch mit Stuhlgangveränderungen. Und hier sind entweder die Verstopfung, Durchfall oder ein Wechsel der beiden zu nennen. Insofern sind beide oben genannten Symptome häufig beim Reizdarmsyndrom anzutreffen.

Kann man an einem Reizdarmsyndrom sterben?
Das Reizdarmsyndrom kann zwar eine schwere, langwierige und sehr belastende Erkrankung sein, tödlich verläuft sie jedoch nicht. Wahrscheinlicher ist, dass Sie irgendwann *mit* einem Reizdarmsyndrom, aber *an* einer anderen Erkrankung versterben.

Und dennoch gilt: Der Leidensdruck kann ähnlich hoch sein wie der bei anderen Erkrankungen wie beispielsweise Diabetes oder sogar Krebserkrankungen. Insofern sollte Betroffenen mit Reizdarmsyndrom ein Therapieangebot gemacht werden.

Ich habe den Eindruck, dass meine Reizdarmbeschwerden im Urlaub und am Wochenende nachlassen. Kann das sein?
Beschwerden beim Reizdarmsyndrom unterliegen vielen Schwankungen. Häufig ändern sie sich im Tages- oder Wochenverlauf und sind auch abhängig von Umgebungsfaktoren. So kann es sein, dass sie in stressigen Situationen zunehmen und, wenn wir uns wohlfühlen, weniger stark ausgeprägt sind – und das ist nun mal häufig im Urlaub, an den Wochenenden oder in anderen schönen Situationen der Fall.

Ich hatte vor 6 Monaten einen schweren Magen-Darm-Infekt. Alle Stuhlproben sind negativ, aber ich habe immer noch Bauchschmerzen und Durchfall. Geht das wieder weg?
Was Sie beschreiben, ist ein häufiges Phänomen. Etwa jeder 5. Patient mit einem Reizdarmsyndrom hatte zuvor einen Magen- und/oder Darminfekt. Obgleich dieser abgeklungen ist, bleiben Beschwerden bestehen oder es treten gar neue auf. Es handelt sich nicht um eine fortgesetzte Entzündung. In dieser Konstellation sprechen wir vom postinfektiösen Reizdarmsyndrom. Die Infektion ist hier als ein Baustein in der Krankheitsentstehung zu sehen, sie bereitet quasi den Nährboden für andere krankheitsauslösende Faktoren. Ganz ähnlich könnte es übrigens auch mit der aktuell viel diskutierten Erkrankung Long Covid sein. Auch hier könnte das Coronavirus den Nährboden für länger anhaltende Symptome/Erkrankungen bereiten: Konzentrationsstörungen, Müdigkeit und auch Magen- und Darmbeschwerden.

Aber zurück zum postinfektiösen Reizdarmsyndrom. Behandelt wird es genauso wie das nicht postinfektiöse Reizdarmsyndrom, und auch die Prognose ist die gleiche. Deshalb gilt: Es ist genauso gut behandelbar und die Wahrscheinlichkeit groß, dass die Symptome auch wieder weniger werden.

Ich habe gelesen, dass meine Magen-Darm-Beschwerden auch Anzeichen für Darmkrebs sein können. Stimmt das?
Grundsätzlich gilt: Jede Erkrankung des Magen- und Darmtraktes kann dort auch Symptome machen. Die Symptome können bei verschiedenen Erkrankungen durchaus ähnlich sein, denn der Körper hat

nur ein begrenztes Repertoire an Symptomen zur Verfügung. Insofern könnten Ihre Beschwerden womöglich wirklich Zeichen einer bösartigen Erkrankung sein. Aber man beachtet nicht nur die Symptome, sondern ordnet diese in den Gesamtkontext ein (Alter, Geschlecht, Verlauf der Symptome, Begleiterkrankungen usw.). Außerdem gibt es Alarmsymptome, die eher auf eine bösartige Erkrankung hindeuten, wie beispielsweise Blut im Stuhl, Gewichts- oder Appetitverlust. Und es gibt ja auch noch die Darmspiegelung, die als Vorsorgeuntersuchung empfohlen wird.

In der Zusammenschau lässt sich dann sehr häufig und sehr sicher eine Diagnose stellen, welche (glücklicherweise) in den meisten Fällen nicht Dickdarmkrebs, sondern Reizdarmsyndrom lautet.

Was heißt funktionelle Störung?

Die Wortgruppe beschreibt eine gestörte Funktion eines Organs oder mehrerer Organe. Dabei kann das Herz-Kreislauf-System betroffen sein, die Haut, die Lunge, der Bewegungsapparat, die Sexualfunktion oder der Magen-Darm-Trakt und das, obwohl bei der körperlichen und apparativen Untersuchung alles bestens funktioniert. Sie werden auch somatoforme (körperlich anmutende) Störungen genannt und haben eine große Überlappung mit dem Krankheitskonstrukt des Reizdarmsyndroms.

Was ist ein MRT-Sellink?

Das ist eine spezielle MRT-Untersuchung, um den Dünndarm darzustellen, um dort beispielsweise eine entzündliche Veränderung auszuschließen. Im Gegensatz zum Dickdarm ist der Dünndarm mit der Darmspiegelung nicht komplett einsehbar.

Wie ist das Reizdarmsyndrom definiert?

In Deutschland nutzen wir die Leitlinie für die Definition der Erkrankung. Sie verlangt diese Kriterien für die Diagnosestellung:

- Es liegen – über einen Zeitraum von mindestens 3 Monaten (also nicht nur mal für einen Tag) – Bauchbeschwerden vor, z. B. Bauchschmerzen, Blähungen oder Stuhlunregelmäßigkeiten.
- Andere Krankheiten mit ähnlichen Symptomen wurden ausgeschlossen.
- Leidensgeschichte und Beschwerden sind mit einem Reizdarmsyndrom vereinbar.
- Die Lebensqualität ist dadurch deutlich gemindert.

Warum habe ich so starke Schmerzen?

Bei vielen Patienten mit Reizdarmsyndrom ist der Darm besonders schmerzfühlig. So werden Schmerzen bereits bei leichter Dehnung der Darmwand wahrgenommen, einer Dehnung, die andere Personen gar nicht bemerken. In der Fachsprache heißt das viszerale Hypersensitivität. Sie ist eines der Merkmale des Reizdarmsyndroms, welches relativ gut erforscht wurde. Interessanterweise tritt sie eher in Verbindung mit Durchfall auf, während Patienten, die mehr über Verstopfung klagen, eher hyposensitiv, also weniger schmerzempfindlich sind.

Ich habe nur 3-mal pro Woche Stuhlgang, aber mir geht es damit gut. Ist das normal?

Jede Stuhlfrequenz zwischen 3-mal täglich und 3-mal wöchentlich liegt im Bereich des Normalen und ist individuell. Wenn es Ihnen mit 3 Stuhlgängen pro Woche gut geht, gibt es keinen Grund zur Beunruhigung.

Was sind Warnsymptome?

Um Patienten mit einem Reizdarmsyndrom von solchen mit anderen Erkrankungen abzugrenzen, gibt es Warnsymptome, die anzeigen, ob vielleicht eine bösartige Krankheit vorliegt, die unverzüglich therapiert gehört, bevor sie noch mehr Schaden anrichtet oder gar tödlich verläuft.

Zu den typischen Warnsymptomen gehören: ungewollter und rascher Gewichtsverlust, wiederkehrendes Fieber, Blut im Stuhl, Blutarmut und

Darmkrebsfälle in der eigenen Familie, stark ansteigende Beschwerden innerhalb kurzer Zeit oder eine Veränderung der Beschwerden sowie nächtlich auftretende Beschwerden. Vor allem Gewichtsverlust, Blutarmut oder starke neu aufgetretene Beschwerden innerhalb kurzer Zeit lassen an das Vorliegen einer Krebserkrankung denken. Daher sollte unverzüglich eine weiterführende Diagnostik eingeleitet werden.

Meine letzte Darmspiegelung ist schon wieder ein Jahr her. Sollten wir die nicht lieber wiederholen?
Wenn es bei der letzten Untersuchung keine kontrollbedürftigen Befunde gab und sich Ihre Beschwerden seitdem nicht verändert haben, ist eine erneute Darmspiegelung „nur zur Kontrolle" nicht sinnvoll. Haben sich jedoch Ihre Beschwerden komplett verändert (z. B. vor einem Jahr ständig Verstopfung, jetzt immer Durchfall), dann kann eine erneute Darmspiegelung eventuell wegweisende Befunde bringen.

Woher weiß ich, dass ich nicht an einer tödlichen Krankheit leide?
Beschwerden, vor allem wenn unklar ist, woher sie kommen, können große Ängste hervorrufen. Ängste vor einer schweren, womöglich unheilbaren, vielleicht sogar tödlich verlaufenden Erkrankung. Hier ist jedoch anzumerken, dass diese Erkrankungen heute sehr gut und häufig früh erkannt und behandelt werden können. Insofern sollte bei unklaren Magen- und Darmbeschwerden vor der Therapie eine gute Diagnostik stehen. Das Fragen nach Alarmsymptomen hilft bei der Unterscheidung.

Ergibt sich bei den Untersuchungen jedoch kein Hinweis auf eine bösartige Erkrankung, so kann diese auch guten Gewissens ausgeschlossen werden.

Ich habe wirklich starke Symptome! Es ist aber nichts zu finden bei den Untersuchungen. Bilde ich mir meine Beschwerden nur ein?
Die kurze Antwort lautet: nein. Und nun zur längeren: Wenn Symptome bestehen, ohne dass man Veränderungen findet, die die Beschwerden ausreichend bzw. umfänglich erklären würden, sprechen wir von funktionellen oder somatoformen Beschwerden oder Erkrankungen. Hierzu gehört auch das Reizdarmsyndrom. Dieses ist

eben nicht rein körperlich (z. B. durch eine Entzündung im Darm) vermittelt, sondern wird über biologische, psychische und psychosoziale Faktoren im Rahmen des biopsychosozialen Modells erklärt. Und damit wird klar: Auch wenn die Erkrankung sich nicht offensichtlich in einer körperlichen Veränderung abbildet und messen lässt, so ist sie über verschiedenste Faktoren vermittelt dennoch da und hat nichts mit Einbildung oder Simulation zu tun. Sie erleben Ihre Beschwerden so, wie sie sind. Darum sollten sie auch entsprechend ernst genommen werden. Vor allem sollte Ihnen ein entsprechendes Therapieangebot gemacht werden.

Mein Arzt meint, ich hätte ein Reizdarmsyndrom. Wie kommt er darauf?

Es gibt einige Kriterien, die für die Diagnosestellung erfüllt sein müssen: anhaltende auf den Darm bezogene Schmerzen, eine Einschränkung der Lebensqualität und womöglich auch ein Zusammenhang mit belastenden Lebensereignissen oder anderen Stressoren. In dieser Kombination darf/sollte Ihr Arzt an ein Reizdarmsyndrom denken. Es müssen aber auch verschiedene Erkrankungen vor der Diagnosestellung eines Reizdarmsyndroms ausgeschlossen werden. Insofern wurden bei Ihnen wahrscheinlich bereits einige Untersuchungen durchgeführt (Erhebung der Krankengeschichte, körperliche Untersuchung, Blutuntersuchung, Ultraschall des Bauches, ggf. frauenärztliche Untersuchung, ggf. Magen- und Darmspiegelung). Sind alle diese Kriterien erfüllt, kann die Diagnose Reizdarmsyndrom gestellt werden.

Welche Untersuchungen sollten bei typischen Reizdarmbeschwerden durchgeführt werden?

Die Leitlinie Reizdarmsyndrom (aktualisiert im Juni 2021) gibt klare Empfehlungen zu den notwendigen Untersuchungen. Diese sollten gewissenhaft durchgeführt werden, danach sollten aber (oft sinnlose und durchaus belastende) Wiederholungsuntersuchungen vermieden werden. Zu den Basisuntersuchungen gehören: Erhebung der Krankengeschichte, körperliche Untersuchung, Blutuntersuchung, Ultraschall des Bauches, ggf. frauenärztliche Untersuchung sowie Magen- und

Darmspiegelung. Das ist also überschaubar. Danach kann man meistens schon den Verdacht auf ein oder die Diagnose Reizdarmsyndrom äußern und entsprechend ein Therapieangebot machen.

Ich habe starke Durchfälle und aktive Darmgeräusche, die mir sehr unangenehm sind. Ich weiß nicht mehr, was ich noch tun kann, um meine Erkrankung zu verbessern. Ich versuche es aktuell zusätzlich mit Meditation und habe eine Ärztin, die Akupunktur anbietet. Was kann ich noch tun? Ich fühle mich langsam durch die Beschwerden auch psychisch belastet.

In der Tat können solche Beschwerden als sehr belastend erlebt werden. Es ist sinnvoll, hier einmal alle Beschwerden mit Ihrem Arzt zusammenzutragen und zu schauen, welche Symptome für Sie im Vordergrund stehen. Dann folgen verschiedene Therapiebausteine im Sinne einer multimodalen Therapie – oftmals symptomorientierte Medikamente, Entspannungsverfahren, sportliche Betätigung, gesunde Ernährung und ggf. auch alternative Therapien wie Akupunktur. Weiterhin kann bei deutlicher Einschränkung der Lebensqualität und nicht ausreichender Wirksamkeit der oben genannten Therapiebausteine an eine Psychotherapie gedacht werden: Auch hierüber ist eine Symptomverbesserung möglich, aber auch eine veränderte Bewertung von Körperfunktionen (Darmgeräusche sind nicht unbedingt krankhaft oder gefährlich) sowie ein veränderter Umgang mit der Erkrankung.

Ich habe seit Monaten Beschwerden im Magen-Darm-Trakt. Alle Untersuchungen haben bisher keine Diagnose gebracht. Wo finde ich Leute mit ähnlichen Beschwerden?

Eins vorweg: Sie sind nicht allein. Ganz im Gegenteil: Diese Beschwerden sind extrem häufig! Es gibt viele Menschen mit Beschwerden, für die es keine ausreichende körperliche Erklärung gibt. Wenn alle Untersuchungen im Großen und Ganzen unauffällig sind, dann spricht man von funktionellen Beschwerden. In der Psychosomatik werden diese auch somatoform (= körperlich anmutend) genannt. Das Reizdarmsyndrom ist der bekannteste und häufigste Vertreter dieser Erkrankungen. Sie können aber auch andere Organe, wie z. B. das Herz, betreffen.

Eine gute Vernetzungsstelle für Betroffene mit Reizdarmsyndrom/ funktionellen Erkrankungen des Magen- und Darmtraktes bietet das Patientenforum MAGDA (https://www.magendarm-forum.de), das unabhängige Informationsforum für Magen-Darm-Erkrankungen der Deutschen Gesellschaft für Neurogastroenterologie und Motilität (https://www.neurogastro.de).

Führt das Reizdarmsyndrom zu sichtbaren Veränderungen der Darminnenwände?

Früher sagte man: Eine funktionelle Störung/ein Reizdarmsyndrom liegt nur dann vor, wenn es keinerlei körperliche Auffälligkeiten gibt. Das ist so nicht mehr haltbar. Neuere Untersuchungsmethoden in der Forschung erlauben es, immer kleinere Veränderungen nachzuweisen. Und so kann es durchaus sein, dass die Darmwand – wenn auch nicht mit dem bloßen Auge erkennbar – unter dem Mikroskop feine Veränderungen aufweist, wie z. B. mehr Entzündungszellen in der Darmwand. Diese Veränderungen sind aber diskret und viel weniger stark ausgeprägt als beispielsweise bei chronisch entzündlichen Darmerkrankungen.

Sind Übelkeit, Druck und Stechen mit dem Reizdarmsyndrom verbunden?

Das Reizdarmsyndrom kann eine Vielzahl von Symptomen hervorrufen, u. a. auch Übelkeit, Druck und Stechen im Bereich des Magen-Darm-Traktes. Die Symptome allein sind jedoch nicht immer 1:1 einer Erkrankung zuzuordnen. So kann der Arzt oftmals nur durch die Kombination von Symptomen, dem zeitlichen Verlauf und möglicherweise auch Ausschlussdiagnostik (Labor, Ultraschall des Bauches, eventuell Magen- und Darmspiegelung) zur Einschätzung kommen, dass die Symptomkombination Übelkeit, Druck und Stechen in Ihrem Falle Symptome eines Reizdarmsyndroms sind.

Müssen andere ernährungsbedingte Reaktionen ausgeschlossen sein, um die Psyche als möglichen Einflussfaktor für Reizdarmbeschwerden zu erkennen?

Früher führte man die Diagnostik sequenziell durch, d. h., dass man Schritt für Schritt Dinge ein- oder ausschloss, und oftmals kam die Psyche erst ganz zum Schluss dran. Diese Vorgehensweise ist überholt, vor allem da wir das Reizdarmsyndrom im Rahmen eines biopsychosozialen Krankheitsmodells einordnen. Und das macht eben deutlich, dass sowohl biologische als auch psychische und psychosoziale Faktoren eine (gleichberechtigte) Rolle spielen. Insofern verfolgt man aktuell einen simultanen (gleichzeitigen) diagnostischen Ansatz, d. h., die Möglichkeit von psychischen und psychosozialen Belastungsfaktoren und Stressfaktoren wird frühzeitig mitberücksichtigt.

Was ist ein Leaky Gut?

Leaky Gut beschreibt eine Undichte (Permeabilität) des Darms für Bakterien, deren Produkte und Giftstoffe. Dieser Zustand fordert das Immunsystem heraus und kann eine leichte, aber chronische Entzündungsreaktion nach sich ziehen. Im biopsychosozialen Modell ist der durchlässige Darm jedoch nicht allein verantwortlich, sondern lediglich ein Faktor unter vielen, der zur Entstehung und Aufrechterhaltung des Reizdarmsyndroms beitragen kann.

Welche Therapiemöglichkeiten gibt es, wenn man an einem Reizdarmsyndrom leidet?

Die gute Nachricht ist: Es gibt eine Vielzahl von Behandlungsmöglichkeiten. So unterschiedlich die zugrunde liegenden (biopsychosozialen) Faktoren sind, welche die Entstehung und Aufrechterhaltung des Reizdarmsyndroms begünstigen, so unterschiedlich sind auch die Behandlungsmöglichkeiten. Am Anfang steht die Aufklärung über die Erkrankung, die Vermittlung von fundierten (und echten) Informationen, die sogenannte Psychoedukation. Auch die Arzt-Patienten-Beziehung ist wichtig, d. h. ein vertrauensvolles Verhältnis zu Ihrem Arzt ist bereits ein essenzieller Teil der Therapie. Im Weiteren werden häufig Lebensstiländerungen (regelmäßiges Essen, ausgewogenes Essen, Ausdauersport, ausreichend Schlaf), ggf. Ernährungsveränderungen, Anwendung von Entspannungsverfahren und eine symptomorientierte Medikation besprochen. Nicht zuletzt kann auch an eine Psychotherapie gedacht werden, hierfür gibt es mittlerweile exzellente Daten.

Hilft es zu fasten und wenn ja, welche Art des Fastens?
Es gibt durchaus Hinweise darauf, dass Diäten einen günstigen Einfluss auf das Reizdarmsyndrom haben. Hier ist vor allem die FODMAP-arme Diät zu nennen, welche zeitlich begrenzt durchgeführt auch in der Leitlinie empfohlen und in diesem Buch beschrieben wird (siehe Abschn. 4.2). Für das Fasten selbst gibt es keine ausreichenden Daten, insofern kann dies nicht empfohlen werden.

Beugt eine vegane Ernährung dem Reizdarmsyndrom vor? Hilft vegane Ernährung bei der Heilung?
Beim Reizdarmsyndrom kommen verschiedene Therapiebausteine zum Einsatz, einer davon zielt auf die Ernährung ab. So wird eine gesunde (nicht zu fettreich, regelmäßig, nicht zu scharf, wenig Alkohol) Ernährung empfohlen, zeitlich befristet kann auch eine FODMAP-arme Diät ausprobiert werden. Gesunde bzw. von der Deutschen Gesellschaft für Ernährung empfohlene Kost bedeutet zwar, wenig Fleisch zu essen, setzt aber nicht zwingend eine tierproduktfreie vegane Ernährung voraus. Außerdem ist die vegane Ernährung oft sehr obst- und gemüselastig. Das klingt erstmal gesund. Allerdings finden sich darin auch viele Kohlenhydrate aus der FODMAP-Gruppe, die oftmals von Patienten mit Reizdarmsyndrom weniger gut vertragen werden, vor allem in Form von Rohkost. Insofern kann eine vegane Ernährung nicht unbedingt empfohlen werden. Auf eine ausreichende Zufuhr an Vitaminen und Spurenelementen muss natürlich immer geachtet werden.

Was ist Corticotropin-releasing Factor (CRF)?
Auf Deutsch bedeutet es Corticotropin freisetzender Faktor oder Corticotropin freisetzendes Hormon. CRF kommt aus dem Hypothalamus im Gehirn und vermittelt seinerseits die Freisetzung von Corticotropin aus der Hypophyse (Hirnanhangsdrüse), was dann wiederum die Nebenniere antreibt. Diese Hypothalamus-Hypophysen-Nebennieren-Achse ist der Hauptbaustein unserer Stressregulation. Somit spielt CRF eine Schlüsselrolle in der Stressantwort. CRF findet sich jedoch nicht nur im Gehirn, sondern interessanterweise auch im Darm und in Immunorganen, somit kann die Stressantwort sehr schnell (das schnelle Bauchgefühl) im Darm ablaufen.

Was bedeutet FODMAP?
FODMAP ist ein englisches Akronym für „Fermentable Oligo-, Di-, Monosaccharides and Polyols". Es handelt es sich um fermentierbare, also von Bakterien zersetzbare Kohlenhydrate, die im Dünndarm schlecht aufgenommen werden, im Dünndarm osmotisch aktiv sind (also zu einem vermehrten Wassereinstrom in den Darm führen) und von Bakterien im Dickdarm verstoffwechselt werden. FODMAP-Kohlenhydrate sind dafür bekannt, Reizdarmbeschwerden zu verschlechtern. Eine FODMAP-arme Diät wirkt sich positiv auf Beschwerden aus.

Welche Medikamente helfen bei Reizdarmsyndrom?
Es gibt eine Reihe von Medikamenten, welche symptomorientiert beim Reizdarmsyndrom eingesetzt werden können und welche da auch gut helfen. Es ist jedoch wichtig zu beachten, dass dies eine symptomatische Therapie ist, welche die Symptome lindern kann, nicht aber die Ursache beseitigt. Insofern kann dies keine „Heilung" der Erkrankung bewirken. Symptomatisch können je nach Hauptsymptom Krampflöser, entblähende Substanzen, Anti-Durchfallmittel, Abführmittel und auch Antidepressiva (auch ohne Vorliegen einer Depression, die wirken dann auf das Darmnervensystem) eingesetzt werden.

Kann ich irgendetwas tun, damit mein Reizdarmsyndrom wieder weggeht?

Das Reizdarmsyndrom kann eine sehr störende und auch hartnäckige Erkrankung sein. Die gute Nachricht jedoch ist: Es ist gut behandelbar. Hierfür steht ein ganzer Strauß an verschiedenen Behandlungsoptionen zur Verfügung: Aufklärung über die Erkrankung, Lebensstiländerungen, Ernährungsveränderungen, Sport, Entspannungsverfahren, Medikamente, Psychotherapie. Diese, allein oder in Kombination eingesetzt, haben eine sehr gute Chance, Beschwerden zu lindern. Ob diese Beschwerden dann ganz weg sind oder so weit in den Hintergrund treten, dass sie nicht mehr das ganze Leben bestimmen, kann schwer vorausgesagt werden. Beides wäre jedoch ein toller Therapieerfolg.

Ich ernähre mich gesund und esse viel Obst und Rohkost. Trotzdem habe ich Reizdarmbeschwerden. Warum?

Theoretisch tun Sie Ihrem Körper damit etwas Gutes. Nur leider reagiert der gereizte Darm oft unschön auf Obst und Rohkost. In Obst ist viel Fruktose, das kann Durchfall, Blähungen und Schmerzen verursachen. Rohkost ist ballaststoffreich, eigentlich gut, aber doch erfahrungsgemäß in größeren Mengen nicht so verträglich. Besser wäre gedünstetes Gemüse. Obgleich das Reizdarmsyndrom nicht rein vom Essen/der Diät abhängig ist, beschreiben viele Betroffene eine starke Nahrungsassoziation. Weiterhelfen kann eine Ernährungsberatung. Hierfür sollten Sie zuvor ein Symptom- und Ernährungstagebuch führen.

Was ist Intervallfasten?

Beim Intervallfasten entscheidet man sich dafür, über einen längeren Zeitraum, meistens abends, nachts und am Morgen zu fasten. Das resultiert dann in einem Verhältnis von z. B. 16:8, d. h., 16 Stunden wird nichts gegessen (Wassertrinken ist erlaubt) und in einem Zeitraum über 8 Stunden darf gegessen werden. Praktisch würde dies bedeuten: Abendessen vor 18 Uhr, nächste Mahlzeit morgens um 10 Uhr. Zwischen 10 und 18 Uhr darf dann normal gegessen werden. 18 Uhr startet wieder die Fastenpause.

Mein Heilpraktiker hat mir zu einer Stuhlanalyse geraten. Ist das sinnvoll?

Wir beginnen gerade erst, die Bakterien in unserem Darm besser zu verstehen. Und das ist mit einer Stuhlanalyse gemeint: die Analyse der Zusammensetzung der Bakterien im Stuhl. Nur wissen wir noch gar nicht so recht, was eine gute und gesunde Zusammensetzung der Bakterien ist (was eine klar krankhafte ist, wissen wir schon eher). Und weiterhin ist es gar nicht so leicht, die Bakterien im Darm unter standardisierten Bedingungen zu bestimmen (dazu muss der Stuhl nach klar definierten Bedingungen gelagert und dann untersucht werden). Das wird leider bei den mittlerweile häufig angebotenen (und selbst teuer zu bezahlenden) Stuhluntersuchungen in den meisten Fällen nicht beachtet. Die Folge ist, man misst etwas, was aber womöglich nur Unsinn ist. Wir würden also gerade nicht zu dieser Untersuchung raten.

Kann ich mit der Diagnose Reizdarmsyndrom trotzdem Sport treiben?

Für die meisten Erkrankungen gilt: (Ausdauer-)Sport hat einen günstigen Effekt auf die Erkrankung. Und so ist es auch beim Reizdarmsyndrom. Insofern würden wir nicht nur sagen, dass Sie Sport treiben dürfen, sondern sogar, dass es gut wäre, wenn Sie Sport treiben würden.

Wie genau hängen Magen und Darm mit der Psyche zusammen?

Das Reizdarmsyndrom wird am besten über das biopsychosoziale Modell erklärt, d. h., sowohl die Entstehung als auch Aufrechterhaltung der Erkrankung ist vom Zusammenspiel biologischer, psychischer und psychosozialer Faktoren bestimmt. Weiterhin ist zu bemerken, dass vor allem Darm und Hirn über eine starke wechselseitige Verbindung, die Darm-Hirn-Achse, in engem Kontakt stehen. Und vor diesem Hintergrund ist es gut erklärbar, dass auch psychische Erkrankungen eng mit dem Reizdarmsyndrom verwoben sind. So steigert z. B. das Reizdarmsyndrom das Risiko, an einer Depression zu erkranken. Umgekehrt haben Menschen mit einer Depression ein erhöhtes Risiko, an einem Reizdarmsyndrom zu erkranken. Und selbst wenn es nicht gleich das

Vollbild einer psychischen Erkrankung ist: Auch akute Stressoren können Magen- und Darmbeschwerden verursachen, schlagen uns also sprichwörtlich auf den Magen. Vor diesem Hintergrund wird auch verständlich, warum man mit einer Psychotherapie so gute Erfolge in der Behandlung des Reizdarmsyndroms erzielen kann.

Hilft Hypnose beim Reizdarmsyndrom?
Es gibt verschiedene psychotherapeutische Verfahren, welche zur Behandlung von Patienten mit Reizdarmsyndrom eingesetzt werden können. Hierzu gehört auch die darmbezogene Hypnotherapie. Erste Daten gab es bereits in den 1980er-Jahren. Seitdem wurden einige Studien durchgeführt, die meisten davon mit vielversprechenden Daten. Dennoch ist die Hypnotherapie bislang in Deutschland (noch) keine kassenfinanzierte Leistung, muss also selbst getragen werden. Jedoch kann es Sinn machen, einige Stunden darmgericheteter Hypnotherapie unter Anleitung in Anspruch zu nehmen, um diese dann zu Hause CD/MP3- oder App-basiert eigenständig fortzuführen.

Bei der darmgerichteten Hypnotherapie wird ein Trancezustand erzeugt, um dann mit auf den Darm gerichteten Bildern („die Körpermitte ist warm, der Darminhalt fließt ruhig wie ein Fluss") einen Zustand des Wohlbefindens herzustellen, was über die Zeit Beschwerden deutlich lindern kann.

An wen kann ich mich als Betroffener wenden?
Ihre erste Anlaufstelle sollte der Hausarzt bzw. Arzt Ihres Vertrauens sein. Dieser entscheidet dann, ob weitere Untersuchungen, beispielsweise beim Gastroenterologen, oder Therapie, z. B. im Rahmen einer Psychotherapie, nötig sind. Es ist wichtig, dass einer den Überblick über bisher erhobene Befunde behält, das ist in der Regel der Hausarzt.

Zusätzlich ist es gut, sich mit anderen Betroffenen zu vernetzen. Hierzu bietet beispielsweise die Deutsche Reizdarmselbsthilfe (https://reizdarmselbsthilfe.de) oder das Patientenforum MAGDA (https://www.magendarm-forum.de) Hilfe an. Vielleicht gibt es auch eine Facebook-Gruppe in Ihrer Nähe? Oder Sie gründen einfach eine Selbsthilfegruppe vor Ort. Der Austausch mit anderen wird Ihnen bestimmt helfen.

Weiterführende Literatur

Bentele M, Stengel A (2022) Therapie des Reizdarmsyndroms nach dem bio-psychosozialen Modell. Hausarzt Praxis;17(1)1–7

Drossman DA (2016) Functional gastrointestinaldisorders: History, pathophysiology, clinical features and Rome. Gastroenterology. 2016 Feb 19;S0016-5085(16)00223-7.

Enck P, Aziz Q, Barbara G, Farmer AD, Fukudo S, Mayer EA, Niesler B, Quigley EM, Rajilić-Stojanović M, Schemann M, Schwille-Kiuntke J, Simren M, Zipfel S, Spiller RC (2016) Irritable bowel syndrome. Nature Reviews Disease Primers 2:16014

Enck P, Azpiroz F, Boeckxstaens G, Elsenbruch S, Feinle-Bisset C, Holtmann G, Lackner JM, Ronkainen J, Schemann M, Stengel A, Tack J, Zipfel S, Talley NJ (2017) Functional dyspepsia. Nature Reviews Disease Primers 3:17081

Goebel-Stengel M, Stengel A (2016) Die Rolle der Darm-Gehirn-Achse in der Pathophysiologie des Reizdarmsyndroms. Zeitschrift für Komplementär-medizin 5:48–53

Goebel-Stengel M, Stengel A (2022) Reizdarmsyndrom: Von der Diagnose zur Therapie. doctors|today, 2022; 2 (7) Seite 32–39

Hanel V, Schalla M, Stengel A (2021) Irritable bowel syndrome and functional dyspepsia in patients with eating disorders – a systematic review. European Eating Disorders Review 1–28

© Der/die Herausgeber bzw. der/die Autor(en), exklusiv lizenziert an Springer-Verlag GmbH, DE, ein Teil von Springer Nature 2022
M. Goebel-Stengel und A. Stengel, *Ratgeber Reizdarmsyndrom*,
https://doi.org/10.1007/978-3-662-64525-3

Hetterich L, Stengel A (2020a) Ernährungsmedizinische Aspekte beim Reizdarmsyndrom – ein Update/Nutritional aspects in irritable bowel syndrome – an update. Aktuelle Ernährungsmedizin; 45(04): 276–285

Hetterich L, Stengel A (2020b) Psychotherapeutic interventions in irritable bowel syndrome. Frontiers in Psychiatry, section Psychosomatic Medicine 11:286

Weibert E, Stengel A (2019) Die Rolle der Psychotherapie beim Reizdarmsyndrom. Psychotherapie – Psychosomatik – Medizinische Psychologie 2019; 69(09/10): 360–371

Wölk E, Stengel A (2019) Reizdarmsyndrom – Diagnose und Therapie. Der Privatarzt 5:32–33

Layer P (2020) S3-Leitlinie Reizdarmsyndrom. Z Gastroenterol. 2021 Dec;59(12):1323–1415.

Printed in the United States
by Baker & Taylor Publisher Services